Anamnese in der Podologie

Anamnese in der Podologie

Jeannette Ziebertz-Kracke

vnm Verlag Neuer Merkur GmbH

Bibliografische Informationen der Deutschen Nationalbibliothek
Die Deutsche Nationalbibliothek verzeichnet diese Publikation in der Deutschen Nationalbibliografie; detaillierte bibliografische Daten sind im Internet über http://dnb.ddb.de abrufbar.

Verlagsort: Postfach 12 53, D-82141 Planegg

Jeannette Ziebertz-Kracke, Anamnese in der Podologie

2. überarbeitete und korrigierte Neuauflage 2017
ISBN 978-3-95409-034-1

Korrektorat: Ulrich Bartel, Thilo Fahrtmann
Titelgestaltung: Dagmar Papic
Layout: Martina Stolzmann
Druck: Elbe Druckerei Wittenberg GmbH

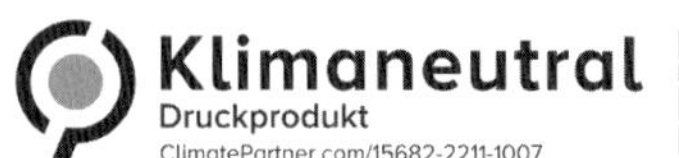

Vorwort

Während meiner Lehrtätigkeit stellte sich bei mir Unzufriedenheit mit den herkömmlichen Fachbüchern ein. Die durchaus gut gestalteten Fachbücher für den Bereich der Podologie sind gerade im Bereich der Anamnese sehr oberflächlich und allgemein verfasst. Für die praxiserfahrenen medizinischen Fußpfleger und Fußpflegerinnen/Podologen und Podologinnen sind die Zusammenhänge der einzelnen Bereiche in der Podologie sicherlich leichter zu verstehen als für den Neuling.

Dem Neuling fällt es sehr schwer, eine Brücke vom erlernten Wissen zum *berufsalltäglichen* Handeln zu schlagen, welches mich zu diesem Buch inspiriert hat.

Zwar werden auch in diesem Buch keine pathogenetischen Mechanismen im Detail erklärt, ich hoffe aber, eine Brücke geschaffen zu haben, die dem Lernenden die Zusammenhänge aller Unterrichtsfächer, in welchen die fehlenden Informationen noch vermittelt werden, zu verdeutlichen.

Wird die Anamnese mit Beginn der Ausbildung geschult, dann fällt es den Lernenden leichter, aus einer aktiven inneren Beschäftigung heraus mit Vorstellungen, Erinnerungen und Begriffen zu einer Erkenntnis zu gelangen. Die innere Aktivität soll hier aus dem Verknüpfen (Assoziation) bestehen. Das ist der Denkprozess, der in einem medizinisch-assistenzärztlichen Heilberuf erwartet werden kann/muss.

Mehr noch als früher rückt das Augenmerk auf die mögliche Vermeidung von Krankheiten, auf die Prävention, in den Vordergrund. Den jeweiligen medizinischen Berufsfeldern sollte es ein Anliegen sein, sich nach bestem Wissen und Gewissen in dieses Geschehen mit einzubringen.

In diesem Sinne wünsche ich allen viel Erfolg für die Ausbildung!

Jeannette Ziebertz-Kracke
Podologin

Danksagung

An dieser Stelle möchte ich mich bei meinen SchülerInnen für die Inspiration bedanken.

Bei meiner Familie, besonders bei meinen drei Kindern, die mir viel Zeit eingeräumt haben und im Besonderen bei meinem Mann, der zwischenzeitlich sehr gut kochen gelernt hat.

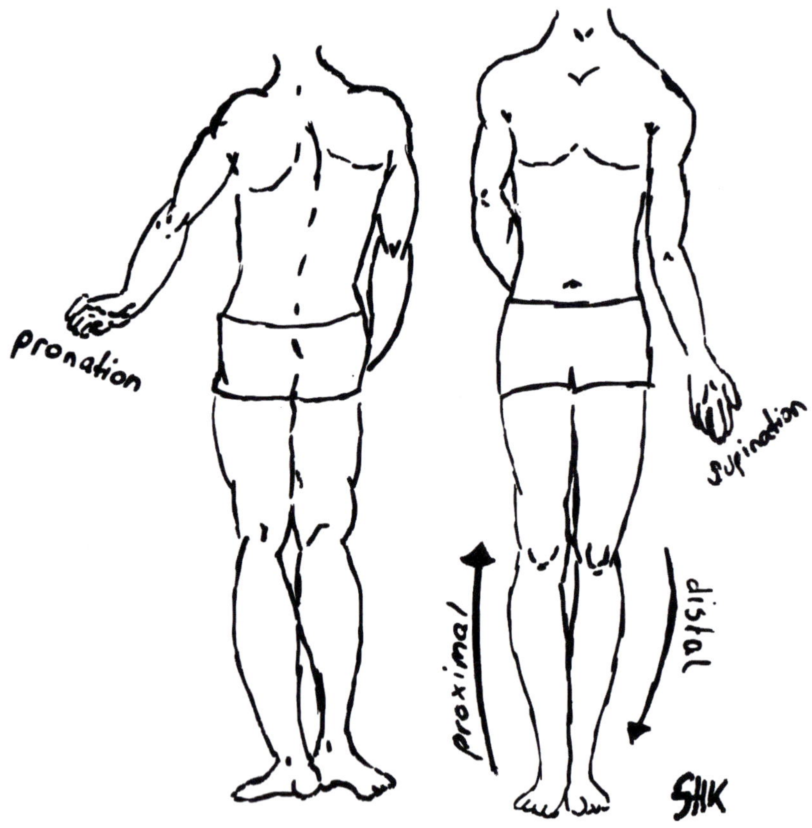

Zeichnung: Sherina

Vorwort 5
Danksagung 6

1 Podologische Befunderhebung 13

1.1 Anamnese in der Podologie 14
1.1.1 Diagnosestellung 14
1.1.2 Symptome des Patienten 15
1.1.3 Krankheitsbilder 15
1.1.4 Die Zuordnung des Krankheitszustands 16
1.2 Sammeln von Informationen 17
1.2.1 Die Untersuchung in der Podologie 17
1.3 Zeiteinteilung 18
1.4 Fragen zur Wissensüberprüfung 21
1.5 Antworten zur Wissensüberprüfung 22

2 Der Podologe bei der Anamnese 23

2.1 Anamnese- und Befunderhebung 24
2.2 Anamnesetechnik 25
2.3 Ziel der Anamnese 26
2.4 Gesprächsführung zur Informationssammlung 27
2.5 Fragen formulieren 28
2.6 Fragestellung 28
2.7 Dokumentation 30
2.8 Fragen zur Wissensüberprüfung 33
2.9 Antworten zur Wissensüberprüfung 34

3 Erheben der Anamnese 35

3.1 Name, Alter, Beruf 36
3.2 Hauptbeschwerden 36
3.3 Differenzierung der Beschwerden 37
3.3.1 Dauer der Beschwerden 37
3.3.2 Art der Beschwerden 38
3.4 Anregungen für den Unterricht 39

4 Anamnese im engeren Sinn 41

4.1 Legende 42
4.2 Vordruck für Anamnese (Karteikarte) 43
4.3 Vordruck Fußanamnese 45
4.4 Begleitbeschwerden 47
4.5 Bisheriger Krankheitsverlauf 47
4.6 Behandlungsablauf/-plan 48
4.7 Behandlungsablauf 49

5 Befund 51

5.1 Objektivität 52
5.2 Sichtbefund 52
5.3 Fragen zur Wissensüberprüfung 55
5.4 Antworten zur Wissensüberprüfung 56

6 Haut 57

6.1 Die Haut 58
6.2 Hautveränderungen/Hautfarbe 59
6.3 Beispiele für den Sichtbefund der Haut 60
6.4 Effloreszenzen 61
6.5 Hauterkrankungen 63
6.5.1 Psoriasis/Schuppenflechte 63
6.5.1.1 Nagelpsoriasis 64
6.5.1.2 Psoriasis palmarum et plantarum 65
6.5.1.3 Psoriasis arthropathica 65
6.5.1.4 Extrakutane Manifestationen 65
6.5.1.5 Psoriasis pustulosa palmoplantaris (Barber-Königsbeck) 66
6.5.1.6 Dyshidrotisches Ekzem 66
6.5.1.7 Arthritis psoriatica 67
6.5.1.8 Acrodermatitis continua suppurativa 67
6.5.1.9 Psoriasis vulgaris 67
6.5.2 Lichen ruber planus 68
6.5.2.1 Sonderformen 70
6.5.3 Neurodermitis 70

6.5.3.1 Atopisches Ekzem 71
6.5.4 Dermatomykosen 73
6.5.4.1 Dyshidrotische Form der Dermatomykose 75
6.5.5 Diabetes mellitus und Haut 76
6.5.5.1 Angiopathische/neuropathische Hautveränderungen bei Diabetes mellitus 76
6.5.5.2 Diabetische Blasen 77
6.5.5.3 Diabetische Dermopathie 77
6.5.5.4 Granuloma anulare 77
6.5.5.5 Necrobiosis lipoidica (diabeticorum) 77
6.5.5.6 Bakterielle Infekte 78
6.5.6 Gangrän (Brand) 78
6.5.7 Schweißdrüsen 78
6.5.7.1 Krankheiten der Schweißdrüsen 79
6.6 Fragen zur Wissensüberprüfung 81
6.7 Antworten zur Wissensüberprüfung 82

7 Clavus 85

7.1 Entstehung der Clavi 87
7.2 Behandlung der Clavi 87
7.3 Clavi-Arten 88
7.4 Keratose, Callositas, Hyperkeratose 94
7.5 Verrucae (Warzen) 95
7.6 Fragen zur Wissensüberprüfung 97
7.7 Antworten zur Wissensüberprüfung 98

8 Das Unterscheiden der Nagelerkrankungen 99

8.1 Nagelerkrankungen 100
8.2 Aufbau des Nagels 102
8.3 Veränderungen am Nagel 104
8.4 Nagelveränderungen in Form von Linien, Furchen, Grübchen, Tüpfeln, Perlbildungen, Dellen 105
8.5 Farbe der Nägel (Chromonychien) 108
8.5.1 Farbveränderungen 109
8.6 Familiär bedingte Defekte am Nagel 110

8.6.1 Defekte bei bekannten Grunderkrankungen 111
8.6.2 Defekte bei dermatologischen Erkrankungen 111
8.6.3 Durch Traumen hervorgerufene Defekte 112
8.6.4 Onychorrhexis 112
8.7 Fragen zur Wissensüberprüfung 117
8.8 Antworten zur Wissensüberprüfung 118

9 Diabetes mellitus 119

9.1 Diabetes mellitus in der Podologie 120
9.2 Diabetische Sensibilitätsprüfung 125
9.3 Neuropathie 128
9.4 Fragen zur Wissensüberprüfung 131
9.5 Antworten zur Wissensüberprüfung 132

10 Gefäßerkrankungen 135

10.1 Periphere arterielle Verschlusskrankheit (pAVK) 136
10.2 Mikroangiopathie 137
10.3 Makroangiopathie 137
10.4 Gefäßbefund 140
10.5 Venen 141
10.6 Fragen zur Wissensüberprüfung 143
10.7 Antworten zur Wissensüberprüfung 144

11 Sensibilitätsprüfungen 147

11.1 Vibrationsschwelle 148
11.2 Monofilament 149
11.3 Tip Therm 150
11.4 Fußpulse 151
11.5 Fragen zur Wissensüberprüfung 153
11.6 Antworten zur Wissensüberprüfung 154
12.1 Ödeme 158
12.2 Gicht (Urikopathie) 159

12 Begleiterkrankungen 157

12.3 Rheuma 161
12.4 Infektionskrankheiten 163
12.4.1 Hepatitis 163
12.4.2 AIDS/HIV 164
12.4.3 Diabetes mellitus durch Virusinfektion 165
12.4.4 Allergien 165
12.5 Medikamentengruppen 167
12.6 Fragen zur Wissensüberprüfung 173
12.7 Antworten zur Wissensüberprüfung 174

13 Beweglichkeit der unteren Extremitäten 179

13.1 Beweglichkeit 180
13.2 Funktion der Gelenke 180
13.3 Mobilität (Beweglichkeit der Fußgelenke) 181
13.3.1 Hallux valgus 182
13.3.2 Hallux rigidus 183
13.3.3 Hammer- und Krallenzehen 184
13.3.4 Degenerative Kleinzehendeformität 185
13.4 Schuhgebrauchsspuren 185
13.5 Schuhzurichtungen 185
13.6 Gang 188
13.7 Fragen zur Wissensüberprüfung 189
13.8 Antworten zur Wissensüberprüfung 190

14 Tabellen 193

14.1 Lage- und Richtungsbezeichnungen 194
14.2 Der Fuß 196
14.3 Muskulatur des Fußes 197
14.4 Fuß- und Zehendeformitäten 198
14.5 Haut und Hauterkrankungen 199
14.6 Nagel und Nagelerkrankungen 202
14.7 Polyneuropathie 206

15 Fachbegriffe 209

16 Therapieberichte 231

16.1 Formulierungen 323
16.2 Vor dem Therapiebericht 232
16.3 Therapieberichtbeispiele 233

17 Heilmittelverordnung 237

17.1 Heilmittelverordnung 13 238
17.2 ICD-Nummern 240
17.3 Muster einer Heilmittelverordnung 243

Literaturhinweise 244
Stichwortverzeichnis 245

1 Podologische Befunderhebung

1 Podologische Befunderhebung

Lernziele

- Sinn der Anamnese erkennen,
- Zusammenhang von Krankheitsbildern erfassen,
- andere Unterrichtsfächer mit der podologischen Arbeit verbinden,
- angemessene Zeiteinteilung zur Befunderhebung.

1.1 Anamnese in der Podologie

Die Anamnese (griech.: Erinnerung) ist die Vorgeschichte einer Krankheit einschließlich früherer Erkrankungen und in der Familie vorkommender Krankheitsfälle. Bei der Anamnese werden Art, Beginn und Verlauf der aktuellen Beschwerden im ärztlichen Gespräch mit dem Patienten erfragt. Auch in der podologischen Befundaufnahme ist eine sorgfältig durchgeführte Anamnese eine wesentliche Voraussetzung für eine spätere erfolgreiche Behandlung.

In der Podologie gilt es, interdisziplinär zu arbeiten, d. h. eine funktionierende Verknüpfung verschiedener Berufsgruppen zu erreichen. Hier bildet die Anamnese die Grundlage der Beschwerdeerhebnung, was wiederum bedeutet, zum einen die Grenzen des eigenen Leistungsvermögens zu erkennen und zum anderen das Handlungsspektrum anderer Berufsgruppen, damit das Wohl des Patienten immer im Vordergrund steht.

Am Anfang der Ausbildung sammeln die Lernenden Symptome, treffen Therapientscheidungen und bringen das im Unterricht Erlernte mit der podologischen Arbeit in Verbindung. Das bedeutet, bestimmte Denkprozesse mit der praktischen Erfahrung zu kombinieren.

1.1.1 Diagnosestellung

Eine Diagnose zu stellen, bedeutet, eine Entscheidung zu treffen. Diagnosen darf der Podologe nicht stellen. Er darf und muss jedoch Entscheidungen treffen, um überhaupt eine Therapie einzuleiten und „interdisziplinär“ arbeiten zu können. Im weiteren Verlauf dieses Textes wird also deswegen das Wort Entscheidung (Diagnose) benutzt.

Beim Treffen der Entscheidung gibt es Beschwerden (Anamnese im engeren Sinn) und Befunde. Die Krankheitszeichen (Symptome) können mit den Sinnen (sehen, tasten, riechen etc.) und mit einfachen Hilfsmitteln erfasst werden. Eine ungefähre Zeitvorgabe und die Genauigkeit, mit der die Anamnese durchgeführt werden sollte, dienen nachfolgend als Hilfe, damit ein hoher Qualitätsstandard erreicht werden kann.

1.1.2 Symptome des Patienten

Die genannten Patienteninformationen und die Symptome werden zuerst ausgewertet und gegeneinander abgewogen. Dann können die Ergebnisse der geschilderten Beschwerden, der erhobene Befund und deren Zusammenhänge auf die podologische Arbeit bezogen werden.

1.1.3 Krankheitsbilder

Als Krankheitsbilder bezeichnet man die am häufigsten auftretenden Krankheiten. Diese Krankheiten haben bestimmte Krankheitsmuster. In der Anamnese können bestimmte Krankheitsmuster Symptomen zugeordnet werden. Es entsteht ein Krankheitsbild, wenn die einzelnen Symptome einer Erkrankung richtig zugeordnet werden. Es bildet sich eine individuelle Symptomkonstellation für den einzelnen Patienten, die dann mit den wichtigen Krankheitsbildern verglichen werden.

Die Intuition, die mit der beruflichen Erfahrung immer größer wird, spielt beim Zuordnen der Symptome eine nicht unwichtige Rolle. Zuerst wird jedoch die Zuordnung nach den logischen Regeln des Ausschlussverfahrens erlernt. Die richtige Zuordnung ist abhängig davon:

- wie viel Wissen bereits in der Praxis gesammelt werden konnte,
- wie das Wissen ein- oder umgesetzt wird,
- ob unterbewusst aufgenommene Informationen in Betracht gezogen werden,
- ob alle Informationen in den Erkenntnisprozess, der zur Entscheidung führt, mit einfließen.

In den verschiedenen Unterrichtsfächern stellen sich immer wieder unterschiedliche Krankheitsbilder dar! Es ist wichtig, Verbindungen zwischen diesen Unterrichtsfächern herzustellen.

„Krankheiten sind Abstraktionen realer Erkrankungen, die mit bestimmten gleichen, mindestens aber ähnlichen Beschwerden und Befunden auftreten." (Jürgen Dahmer, Anamnese und Befund, Thieme Verlag, Stuttgart 1977). Das bedeutet, dass reale Krankheiten selten den Krankheiten aus den Lehrbüchern entsprechen, die nach klaren Mustern beschrieben sind.

Ein Krankheitsbild setzt sich also nicht nur aus den Einzelsymptomen, dem „Wie" und „Warum", zusammen, sondern auch aus dem „Zueinander" und dem zeitlichen „Nacheinander" der Symptome.

1.1.4 Die Zuordnung des Krankheitszustands

Damit es überhaupt möglich ist, eine endgültige Entscheidung zu treffen, muss der Krankheitszustand des Patienten insgesamt mit verschiedenen ähnlichen, in der Podologie wichtigen, Krankheitsbildern verglichen werden. In der allgemeinen und speziellen Krankheitslehre (Nosologie) werden diese Zusammenhänge noch deutlicher.

Krankheitsursachen (Ätiologie), Funktionsstörungen (Pathophysiologie), die Krankheitsentstehung (Pathogenese) sowie krankheitsbedingte morphologische Veränderungen (Pathologie) machen ein Krankheitsbild – über das hinaus, was man sieht und hört – verständlich. Die Morphologie ist die Lehre von der Struktur und Form der Organismen. Wichtig ist, dass die Verbindung zwischen den einzelnen Unterrichtsfächern hergestellt wird!

1.2 Sammeln von Informationen

Das Sammeln von Informationen muss erlernt werden, denn diese müssen durchdacht, Hypothesen erstellt, um dann entscheiden zu können, was zu tun ist. Das ist ein nicht ganz einfacher Prozess. Während der Ausbildung konzentriert man sich meist nur auf eine Aufgabe, was die Verbindungsherstellung der Zusammenhänge der einzelnen Fächer noch nicht erkennen lässt. Das eine aber geht nicht ohne das andere.

Werden gleich zu Beginn der Ausbildung die Unterrichtsfächer miteinander verbunden, sind die Zusammenhänge der Erkrankungen leichter zu erkennen (Intuition) und ohne analytische (nachzuweisende) Denkprozesse zu diagnostizieren. Deswegen ist eine gründliche Anamnese erforderlich und muss erlernt werden. Dann ist es möglich, eine intuitive Verbindung zwischen der eigenen Deutung der vorliegenden Erkrankung eines Patienten und den vorliegenden Krankheitsbildern herzustellen. Hierbei werden Vermutungen und Vorentscheidungen getroffen, die immer wieder systematisch überprüfen werden müssen.

Die ausführliche Untersuchung, die sorgfältige Analyse der Befunde sowie die ständige Überprüfung der Befunderhebungen rechtfertigen intuitive Vorentscheidungen, die Ausschlüsse beinhalten, zur Entscheidung führen und Ergebnisse bringen.

1.2.1 Die Untersuchung in der Podologie

Neben dem Zuhören und Befragen müssen immer wieder Inspektionen, Palpationen und Funktionsprüfungen durchgeführt werden.

Der Anamnesebogen gibt den Untersuchungsverlauf vor. Der Bogen muss vollständig ausgefüllt werden, damit gewährleistet ist, dass wesentliche Symptome nicht übersehen werden. Persönliche Daten des Patienten sind genauso wichtig wie alle anderen mitgeteilten Angaben durch

- den Arzt,
- den Diabetespass,
- die Medikamentierungen und gegebenenfalls Laborwerte,
- sonstige Erkrankungen nach Patientenaussagen.

Nach der Anamnese wird die Entscheidung darüber getroffen, wie arbeitstechnisch vorgegangen wird, welche Hilfsmittel eingesetzt werden und wer gegebenenfalls noch in die Therapie mit einbezogen werden muss, damit der Patient zielgerecht behandelt werden kann. Unregelmäßigkeiten in der Befunderhebung können erkannt werden, über die der Patient rechtzeitig aufgeklärt und an andere Therapeuten überwiesen werden kann.

1.3 Zeiteinteilung

„Zeit ist Geld", sagt der Kaufmann und eilt zum nächsten Kunden. Diese Haltung darf man sich nicht zu eigen machen, denn der Podologe hat keine Kunden vor sich, sondern Patienten, die es zu versorgen gilt, für die man sich Zeit nehmen muss, wenn diese auch noch so begrenzt sein mag. Zeit wird benötigt

- zum Zuhören,
- zum Behandeln,
- für Freundlichkeit,
- für eine individuelle Betreuung,
- für einen vertrauensvolles Umgang miteinander,
- für die Zufriedenheit des Patienten,
- für die eigene Zufriedenheit.

Es ist sehr wichtig, wie man mit der vorgegebenen und der selbst bestimmten Zeit umgeht. Ist die Arbeit hektisch und muss diese sehr oft unterbrochen werden oder wird man nervös, da die eigene Zeiteinteilung nicht einzuhalten ist, muss eine bessere Lösung gefunden werden.

Die ungefähre Zeiteinteilung einer Untersuchung und Behandlung könnte z. B. folgendermaßen aussehen, wobei die Erstanamnese immer etwas mehr Zeit in Anspruch nimmt als die Folgebehandlungen:

30 Minuten

- Aufnahme aller wichtiger Patientendaten für die Untersuchungen.
- Dokumentation der Krankengeschichte.
- Patienteneinschätzung.
- Entscheidung über die benötigten Arbeitsmaterialien (kann nun bzw. parallel getroffen werden).
- Vorbereitung des Verband- und Wundversorgungsmaterials.

30 bis 60 Minuten

- Einteilung der podologischen Behandlung.
- Die eigentliche Behandlung kann 30 bis 60 Minuten, bei Anfängern auch länger dauern, je nach Problematik der Füße des Patienten.

Wichtig ist die gründliche Durchführung der einzelnen Bereiche der Untersuchung und der Behandlung!

Für die Untersuchung und Behandlung spielen Räumlichkeiten und Personal, das für einen ungestörten Ablauf sorgen muss, der Umgang mit dem Patienten und dessen Verhalten sowie der Umgang zwischen Patient und Therapeut eine wesentliche Rolle.

Ergänzenden Angaben können nun nachträglich in die Kartei aufgenommen werden. Im praktischen Unterricht sollte von Anfang an immer wieder der Zusammenhang der Befunde und der Beschwerden dargestellt und die komplette Anamnese durchgeführt werden.

Reflexionen der Arbeit sind sehr wichtig, um Unsicherheiten zu erkennen, Bereiche, in denen sich der Lernende noch verzettelt, wie z. B. in dem Verhalten dem Patienten gegenüber als Helfer und Berater.

Situationen für Reflexionen, um die Zeit individuell besser einteilen zu können, sind z. B.:

- Wie wird mit der gegebenen Situation umgegangen?
- Welche Behandlungsmaßnahmen werden ergriffen?
- Wie selbstständig wird gearbeitet?
- Wo gibt es Schwierigkeiten, das richtige Arbeitsmaterial zu wählen und warum?
- Wie wird die eigene Arbeit eingeschätzt?
- Wie wird beraten?
- Welche Therapievorschläge werden angesprochen?
- Wie wird die Dokumentation geführt?

1.4 Fragen zur Wissensüberprüfung

1. Warum sollen Anamnesen in der Podologie erstellt werden?

2. Warum müssen auch in der Podologie Kenntnisse über verschiedene Krankheitsbilder vorhanden sein?

3. Welche Bedeutung haben andere Unterrichtsfächer für die Ausbildung in der Therapie?

4. Warum reicht die Zeit nicht aus?

5. Wo verzettelt man sich? Wo hat man besondere Schwierigkeiten? Welche Möglichkeiten können zur Verbesserung angewendet werden?

1.5 Antworten zur Wissensüberprüfung

1. Die Anamnese bildet die Grundlage der Beschwerdeaufnahme. Man erkennt, welche Grenzen das eigene Leistungsspektrum hat und welche Berufsgruppen in die Therapie mit einbezogen werden müssen. Dies dient dem Wohl des Patienten und der eigenen Zufriedenheit.

2. Eine vollständige Therapie zum Wohle des Patienten kann nur erfolgen, wenn man die Zusammenhänge der verschiedenen Krankheitsbilder kennt.

3. Sie bilden die Grundlage der Themenbereiche der theoretischen und praktischen podologischen Behandlungsmaßnahmen.

4. Weil die Reflexion (d. h. Beobachtung, Kontrolle) über die eigene Arbeitsweise nicht geübt wurde.

5. Der Lernende soll versuchen, selbstständig Probleme zu lösen.
   Liegen die Probleme in noch nicht vermitteltem Wissen, ist es die Aufgabe des Dozenten, dies auszugleichen und zu vermitteln.
   Die Selbstständigkeit des Lernenden ist ein wichtiger Schritt hin zur Kreativität und individuellen Behandlung unterschiedlicher Patientenproblematiken. Nur so wird eine erfolgreiche Behandlungsmöglichkeit erlernt.
   Es gilt, Entscheidungen aufgrund des vorliegenden Befunds zu treffen, um das bestmögliche Behandlungsziel zu erreichen.

2 Der Podologe bei der Anamnese

2 Der Podologe bei der Anamnese

Lernziele

- Grundregeln bei der Anamneseerhebung beachten
- Sprache auswählen
- Verbindung zum Patienten herstellen
- Emotionen kontrollieren
- Informationen sammeln
- Gesprächsführung erlernen
- lernen, Fragen zu stellen
- Dokumentation erstellen

2.1 Anamnese- und Befunderhebung

Die Anamneseerhebung ist für den Lernenden bald Routine, für den Patienten aber ist es eine ungewohnte Situation. Er muss etwas von sich preisgeben, eventuell auch für ihn Unangenehmes. Jeder Patient empfindet solch eine Situation anders. Darum ist es wichtig, dass zum Patienten zuerst ein Vertrauensverhältnis aufgebaut wird.

Wie in jeder Praxis sollten auch bei den Podologen drei Grundregeln bei der Anamneseerhebung beachtet werden:

- Ungestörte Untersuchung des Patienten
- Sich Zeit für den Patienten nehmen
- Den Patienten mit Namen und Händedruck begrüßen, da dies Vertrauen vermittelt

Patienten beschäftigen sich oft so sehr mit ihren gesundheitlichen Problemen, dass sie wenig Verständnis dafür haben, dass der Podologe noch andere Verpflichtungen oder gar andere Patienten hat. Deshalb muss dieser als Person auf den Patienten eingehen und dem Patienten das Gefühl der individuellen Betreuung vermitteln. Der Podologe ist also in mehrfacher Hinsicht sehr wichtig. Dazu muss dieser sich fragen:

- Welche persönlichen Eigenschaften besitzt man?
- Wie geht man auf den Patienten ein?
- Ist das Auftreten taktvoll und bescheiden?
- Ist die Zuwendung zum Patienten ausreichend?
- Ist eine Hilfsbereitschaft erkennbar?

Besitzt der Podologe diese Eigenschaften und kann er damit umgehen, führt dies zum Ergebnis, dass sich der Patient dem Podologen gegenüber öffnet und dieser vom Patienten akzeptiert wird. Wird dann noch die moralische Beurteilung unterlassen und geht der Podologe mit natürlicher Freundlichkeit auf den Patienten zu, dann ist der Schlüssel zum Vertrauen des Patienten sehr leicht zu finden.

2.2 Anamnesetechnik

Sprache auswählen
Die Sprache sollte dem Bildungsstand des Patienten angepasst werden. Einfache Worte erleichtern gegenseitiges Verstehen und Begreifen. Auch das Sprachtempo sollte an die Aufnahmefähigkeit des Patienten angepasst werden.

Verbindung zum Patienten herstellen
Diese ist sehr stark von der Persönlichkeit des Patienten abhängig. Teilweise muss vom Patienten die Kooperation gefordert werden. Wird er aber zu stark gebunden, werden Erwartungen gestellt, die zum Teil nicht zu erfüllen sind. Die Kooperation bleibt dabei auf der Strecke, da der Patient denkt, dass er nicht mithelfen muss.

Ein partnerschaftliches Verhältnis ist anzustreben, was Anforderungen sowohl an den Patienten als auch an den Podologen stellt.

Emotionen kontrollieren

Emotionen oder gar Launen sollten sich auf keinen Fall im Umgang mit den Patienten widerspiegeln. Die unterschiedlichen Reaktionen auf unterschiedliche Patienten müssen kontrolliert werden! Eigene Reaktionsmuster wie Ärger, Unbehagen, Unmut, Verlegenheit, Aggression usw. muss man im Griff haben. Dann lernt man auch, auf die verschiedenen Patienten, die sogenannten Patiententypen, und deren Umgang mit ihren Krankheiten zu reagieren.

2.3 Ziel der Anamnese

Es gilt, Informationen zu sammeln

- zu den Beschwerden
- zu den Krankheiten
- zur Persönlichkeit des Patienten

Kennt man die Beschwerden, kann eine wirksame Therapie eingeleitet werden.

Kennt man die Beschwerden und die Persönlichkeit des Patienten, kann eine individuelle Therapie eingeleitet werden.

Es kommt oft vor, dass Patienten mit eindeutig erkennbaren Beschwerden in die Praxis kommen, aber nur die Folgen behandelt haben wollen. Manche Patienten sind jedoch sehr dankbar für die Erklärungen und versuchen, umgehend die Ursachen ihrer Beschwerden zu beheben und erscheinen zur Folgebehandlung bereits mit veränderten oder abgeklungenen Beschwerden.

Das bedeutet, dass individuelle therapeutische Maßnahmen durchzuführen sind.

Dies wiederum bedeutet aber auch, dass bei einigen Patienten mehr Geduld aufgewendet werden muss, um Vertrauen aufzubauen. Wurde der Patient richtig eingeschätzt, ist auch der Zugang zu schwierigeren

Patienten möglich. Deshalb sollten zum besseren Umgang Gespräche zwischen dem Podologen und den Patienten immer in der Interaktionsform stattfinden, oder anders ausgedrückt:

Das Geben und Nehmen innerhalb eines Plans.

Nur so bekommt man alle wesentlichen Informationen.

2.4 Gesprächsführung zur Informationssammlung

Die Geschicklichkeit der erfolgreichen Gesprächsführung führt zur Interaktion. Wer einen Monolog führt, wird kaum zu Ergebnissen kommen. Der Dialog zwischen Patient und Podologen ist wichtig, Zeitmangel sollte niemals zum Verhör, ungenaue Patientenangaben nicht zum Unmut führen.

Ziel ist es, dass sich der Patient mit seinem Grundanliegen dem Podologen anvertraut und sich verstanden fühlt, also so nahe wie möglich kommt. Dies kann natürlich vorläufig zur Kontingenz (von bestimmten Bedingungen abhängige Möglichkeiten) führen. Manchmal braucht es eben etwas mehr Zeit, gemeinsam mit dem Patienten ein angestrebtes Ziel zu erreichen.

Außerdem gibt es in der Sprachwissenschaft wunderschöne Erklärungen für Gespräche, die man täglich führt, z. B.

- Pseudokontingenz-Gespräche, die eine Beschränkung der Interaktion auf den Austausch habitualisierter Verhaltensmuster darstellen. Diese werden täglich geführt, z. B. bei der Begrüßung und dem Gespräch über das Wetter
- relative Kontingenz-Gespräche, die nicht in einer podologischen Praxis zur Anwendung kommen sollten, z. B. planloses Reagieren aufeinander, nur um eine Unterhaltung zu führen
- asymmetrische Kontingenz-Gespräche, z. B. um rücksichtslos seinen Plan durchsetzen zu wollen

Die wechselseitige Kontingenz ist die Interaktionsform vom Geben und Nehmen innerhalb eines Plans.

2.5 Fragen formulieren

Die Formulierung von Fragen ist sehr wichtig. Es gibt verschiedene Arten von Fragen.

Am Anfang der Anamnese sollte der Patient aber erst einmal frei reden können. Dieser spontane Bericht sollte auch möglichst nicht unterbrochen werden.

Folgende Frageformen sollten zur Anwendung kommen:

- **Gezielte Fragen:** Zielbezogen auf den vorgegebenen Sachverhalt, führen zu Ja- und Nein-Antworten.
- **Offene Fragen:** Geben Freiraum für Antworten.
- **Sortierungsfragen:** Z. B.: „Wie ging es Ihnen nach der OP?".
- **Katalogfragen:** Z. B. nach OP, Allergien etc.
- **Konfrontationsfragen:** Führen zur Präzisierung und auch zur Korrektur von Ungereimtheiten und/oder Widersprüchen. Die Aufmerksamkeit des Patienten wird auf ihn selbst gelenkt, z. B.: „Sie haben den Fuß die ganze Zeit entlastet? Den Ausflug in den Zoo mit Ihrer Enkelin haben Sie aber unternommen?!".
- **Reflexionsfragen:** Sozusagen ein Echo auf das Gesagte und Anlass zum Überdenken.
- **Interpretationsfragen:** Fragen, die als Schlussfolgerung zum Sachverhalt dessen gestellt werden, was der Patient berichtet hat.
- **Suggestivfragen:** Fragen, die den Patienten dazu führen könnten, dem Podologen nur aus Loyalität Recht zu geben. Das hilft nicht weiter, man braucht korrekte Angaben.

2.6 Fragestellung

Die Frage „Seit wann?" erscheint im ersten Moment richtig, schränkt aber zu sehr ein, z. B.:

Patient: „Ich habe starke Schmerzen in der rechten Großzehe!"
Podologe: „Seit wann?"
Patient: „Seit zwei Tagen!"

Es wäre aufschlussreicher, wenn das Gespräch folgendermaßen ablaufen würde:

Patient: „Ich habe starke Schmerzen in der rechten Großzehe!"
Podologe: „Erzählen Sie mir mehr darüber!"
Patient: „Das habe ich schon früher einmal gehabt. Das Wochenende habe ich bei meinem Bruder verbracht. Die ganze Familie war da, wir haben gegrillt, es gab viele leckere Sachen. Das letzte Mal haben wir zu Gertis 60. Geburtstag so schön gefeiert, danach hatte ich auch diese Schmerzen in der Zehe!"

In der Praxis liegt natürlich ein Sichtbefund vor, aber ohne Sichtbefund denkt man hier intuitiv an einen Gichtanfall und würde diesem Patienten raten, seinen Hausarzt zur Aufklärung aufzusuchen. Ohne den Verdacht zu äußern und nur, um auf Abklärung zu drängen. Aber Vorsicht! Es sollten keine voreiligen Schlüsse gezogen werden. Die oben genannten Erklärungen, die Symptomschilderungen des Patienten, können auch zu ganz anderen Krankheitsbildern führen, vielleicht zu dem der Arthritis oder anderen.

Gefasste Hypothesen müssen erst überprüft werden!

Fragen, z. B. „Wie hat das angefangen?" und „Was geschah dann?" sind gesprächslösend und ermutigend. Daraus kann sich eine chronologische Darstellung des Krankheitsgeschehens ergeben.

Erzählt dieser Patient, dass er schon einmal dieses oder jenes gehabt hat, geht er von einem Rezidiv aus. Er glaubt, dieselbe Erkrankung wieder zu haben. Es liegt nun am Podologen, herauszufinden, ob dies der Fall ist, damit er aus dem Erzählten Vergleiche anstellen kann.

Fragen wie: „Warum haben Sie ...?“ sollten in „Was führt dazu, dass ...?“ umformuliert werden.

Außerdem dienen Zwischenfragen der zusätzlichen Informationssammlung. Damit können umständliche Darstellungen abgekürzt und die Sachlage präzisiert werden.

Allerdings sollte vor jeder Unterbrechung abgewogen werden, warum der Patient gerade jetzt so weit ausholt, denn auch Unwichtiges kann als Wegweiser zu Informationen führen. Unterbrechungen sollten immer so dargestellt werden, dass sie einen Wert darstellen (z. B. „Damit ich mir ein besseres Bild machen kann ...!“). So wird der Patient durch die Unterbrechung nicht verletzt.

Entstehende Pausen können durch gezielte oder ermutigende Zwischenfragen überbrückt werden. Allgemeines Schweigen könnte dagegen als Desinteresse gewertet werden. Aber gerade hierbei spielen Gesamtverhalten und Zuwendung, die man dem Patienten entgegenbringt, eine wichtige Rolle, denn Pausen sind auch nötig, um Gedanken zu sammeln.

Mit Reassekuranz (kleine Bemerkungen wie Kopfnicken, Hmhm usw.) zeigt man dem Patienten, dass seinem Bericht gefolgt und dadurch Sicherheit vermittelt wird. Einfühlsame Anteilnahme darf stattfinden, jedoch sollte weder wertend noch besänftigend Stellung bezogen werden.

Kurze Ermutigungen halten die Anamnese flüssig, dagegen kann falsch verstandene Kameradschaft abstoßend wirken.

2.7 Dokumentation

Die Dokumentation ist nicht nur aus rechtlichen Gründen lückenfrei zu führen, sie dient vor allem zur Selbstkontrolle und zum Schreiben von Therapieberichten. Therapieberichte dienen der Kommunikation mit den Ärzten, die dem Podologen ihre Patienten vermittelt haben. Ebenso nützlich sind Berichte, die man dem Patienten mitgeben kann, damit andere Therapeuten mit einbezogen werden können.

Um eine funktionelle Dokumentation zu führen, sind drei wesentliche Punkte zu beachten:

- Welche Befunde wurden erhoben?
- Welche Diagnosen wurden angegeben?
- Welche Behandlung wurde durchgeführt?

Zur Dokumentation gehören also

- Angaben aus dem Erfragten (OP, Frakturen, Sonstiges) – erste Seite Karteikarte
- Patientenbeschwerden (Anamnese)
- Gewohnheiten, z. B. Sport, Beruf, Belastung, Medikamente
- Ergebnisse des Sicht- und Palpationsbefunds
- Puls, Monofilament, Stimmgabel, Temperatur

Die Probleme des Patienten sind in der Reihenfolge der derzeitigen Wichtigkeit in den Therapieplan einzubringen, z. B. Abheilung, Entlastung, Ursachenbekämpfung. Alle Daten müssen nachvollziehbar sein, Zielsetzungen und Verläufe müssen ausgewertet werden können. Alle Maßnahmen, die zur Lösung der Patientenprobleme unternommen wurden, sollten dargestellt werden. Somit ist auch für andere die eigene Handlungsweise nachvollziehbar.

- Verdeutlichung des Heilungs-/Behandlungsverlaufs
- Überprüfung des eigenen Vorgehens (Evaluation)
- Die Beratung (Konsultation des Patienten) kann stattfinden

Alle Daten geben gedanklichen Zugriff auf das Problem und dienen zur Begründung der Maßnahmen.

Die Datierung bestätigt die Behandlung und Durchführung. Alles sollte notiert werden, vor allem auch, warum eventuell ein Behandlungsdetail trotz gesetztem Ziel nicht durchgeführt wurde. Therapieberichte können so gezielter bearbeitet werden.

2.8 Fragen zur Wissensüberprüfung

1. Welche Grundregeln sind bei der Anamnese zu beachten?
2. Wie spricht man mit dem Patienten?
3. Welche Verbindung soll hergestellt werden?
4. Wie muss man mit den eigenen Emotionen umgehen?
5. Wie gelangt man an Informationen?
6. Warum muss eine Dokumentation geführt werden?

2.9 Antworten zur Wissensüberprüfung

1. - Ungestört sein,
   - Zeit haben,
   - Vertrauen aufbauen.

2. Angepasst an Aufnahmefähigkeit und Bildungsstand des Patienten.

3. Ein partnerschaftliches Verhältnis.

4. - Die eigenen Emotionen dürfen nicht widergespiegelt werden.
   - Reaktionen auf Patiententypen müssen kontrolliert bleiben.
   - Eigene Reaktionsmuster muss man im Griff haben.

5. Durch Fragen und durch Gesprächsführung.

6. Aus rechtlichen, selbstkontrollierenden und kommunikativen Gründen.

3 Erheben der Anamnese

3 Erheben der Anamnese

Lernziele

- Hauptbeschwerden nach Dauer und Stärke erfassen
- Art und Ort der Beschwerden in Bezug zu den Körperfunktionen setzen
- Schmerzen und andere Beschwerden anatomisch und physiologisch begründen

3.1 Name, Alter, Beruf

Mit allgemeinen Fragen zum Namen, Alter und Beruf beginnt man die Anamnese. Der Name kann schon als Gesprächsbeginn dienen und Anknüpfpunkte für den weiteren Gesprächsverlauf bieten.

Das Alter gibt Auskunft über die Häufung von Erkrankungen.

Das Berufsbild lässt Schlüsse auf die Belastung der Füße zu.

Selbstverständlich sind die Krankenkasse, die Telefonnummer und der behandelnde Arzt zu erfragen (Angabe der Telefonnummer des Arztes für alle Fälle).

3.2 Hauptbeschwerden

Was führt den Patienten in die Praxis und wie kann man ihm helfen?

Die Patienten beginnen ihre Schilderungen meist mit dem, was ihnen besonders am Herzen liegt bzw. wo es am meisten schmerzt, z. B. dass die Füße brennen. Dieses Leitsymptom als Beispiel bietet eine wesentliche Denkhilfe zur Feststellung der Entscheidung (Diagnose). Alle Symptome, die man vom Patienten genannt bekommt, sollten dokumentiert werden. Alle Begleitsymptome könnten wegweisende Bedeutung haben.

Die Schilderung der Beschwerden des Patienten geben Auskunft über die Wertigkeit und Leidensbereitschaft sowie die Belastbarkeit des Patienten.

3.3 Differenzierung der Beschwerden

Als Beispiel wird das Symptom *Fußbrennen* aufgeführt. Dieses Symptom ist so vieldeutig wie der Umgang der verschiedenen Patienten damit. Also reicht die Angabe nur eines Symptoms allein nicht aus. Es müssen mehrere Symptome gesammelt und differenziert werden. Folgende Fragen sollten gestellt werden:

Dauer: Wann hat es begonnen?
Wie lange/häufig ist es schon vorgekommen?
Stärke: Wie intensiv?
Womit vergleichbar?
Wie oft?
Art: Wie beschaffen (z. B. brennend)?
Welche Auswirkung?
Wodurch gebessert?
Funktion: Wobei?
Bei welcher Gelegenheit?
In Verbindung womit?

3.3.1 Dauer der Beschwerden

Die Beschwerden in den Gelenken, z. B. bei rheumatischer Arthritis, sind eindeutig anders zu bewerten als plötzlich auftretende Gelenkschmerzen, z. B. bei Gicht. Außerdem geben die Begleitumstände beim Einsetzen der Hauptbeschwerden Hinweise auf die Genese. Weiter muss berücksichtigt werden, ob es sich um akute oder chronische Beschwerden handelt. Die charakteristischen Beschwerden bieten nämlich unmittelbare Hinweise auf ein Krankheitsbild, aber auch hier ist wieder die Stärke der Beschwerden abhängig von der Differenzierung des Patienten und der Untersuchung. Zudem lassen die Zu- und Abnahme der Beschwerden Schlussfolgerungen zu, durch die dann qualitative Vergleiche angestellt werden können.

3.3.2 Art der Beschwerden

Hier gilt es, die besondere Eigenart der Beschwerden herauszufinden, wie z. B.:

- Taubheitsgefühl
- in Watte gepackt
- Ameisenlaufen
- Kribbeln, Brennen etc.

Am Beispiel des Brennens kann der brennende Schmerz am Fuß zum bohrenden Schmerz, zur Fußphlegmone und schließlich zum dumpfen Schmerz im ganzen Fuß werden. Die Beschwerden müssen so genau wie nur möglich erfasst werden. Auch hier wird wieder deutlich, dass alle Unterrichtsfächer in der Praxis zur Anwendung kommen und auch kommen müssen. In diesem Fall helfen anatomische Kenntnisse bei der Lokalisation des Schmerzes weiter!

Bei der Frage nach weiteren Beschwerden geht man ins Detail:

- Wann tritt der Schmerz auf?
- Bei welchen Tätigkeiten?
- Welcher Teil des Fußes wird dann zu stark belastet?

Damit gelangt man zur Schmerzanamnese, und diese erfordert zusätzlich nach:

- der Lokalisation: die Abgrenzung gegen schmerzfreie Zonen
- die Feststellung der Auslösung
- Erfragen von Verschlimmerung oder Besserung
- den Verlauf der Beschwerden.

Zusammenfassend kann gefragt werden:

- Wo?
- Was?
- Wie lange?
- Wie sehr?

- Wodurch?
- Wobei?
- Wann nicht?

3.4 Anregungen für den Unterricht

Der Lernende kann Fragen zur Dauer und Stärke, zur Art und zum Ort der Beschwerden formulieren lernen.

Der Zusammenhang in der Podologie kann erläutert werden, in der die Körperfunktionen zu sehen sind!

Es können Hauptbeschwerden formuliert und verschiedene Anamnesen erstellt werden.

Es kann erlernt werden, zu begründen, warum es mehrere Möglichkeiten für eine Hauptbeschwerde gibt.

4 Anamnese im engeren Sinn

4 Anamnese im engeren Sinn

Lernziele

- Anamnese erstellen
- alle Krankheiten notieren
- wichtige Medikamente notieren
- die Gewohnheiten der Patienten benennen
- alle Beschwerden, die mit der Hauptbeschwerde in Beziehung stehen, sollen aufgeführt werden.

Die Firma Definitiv-Organisations GmbH hat für die Anamnese Vordrucke herausgebracht (wie auch einige andere Firmen). Diese Firma sei hier erwähnt, weil deren Vordrucke in vielen Schulen im Unterricht zur Anwendung kommen und in Zusammenarbeit mit den Podologen überarbeitet werden. Jeder hat natürlich die freie Auswahl und sollte für sich die geeignete Variante finden oder entwickeln.

4.1 Legende

+	Hyperkeratose
○	Clavus
/\/\/\	Rhagaden
- - -	Cicatrix
▲	Nekrose
=	Onychomykose
=	Dermatomykose
✸	Verruca
⊙	Ulcus
⊕	Onychauxis
/	Unguis incarnatus
C	Unguis convolutus
□	Pigmentveränderungen

4.2 Vordruck für Anamnese (Karteikarte)

Operationen

	OP	Fraktur	wann	welche
Hüfte	☐	☐		
Knie	☐	☐		
Sprunggelenk	☐	☐		
Fuß	☐	☐		
Nagel	☐	☐		
Sonstiges	☐	☐		

Amputationen/Prothesen

		re	li		re	li
Varizen	Oberschenkel	☐	☐	Unterschenkel	☐	☐
	verödet	☐	☐	verödet	☐	☐
	gestipt	☐	☐	gestipt	☐	☐
Besenreiser	Oberschenkel	☐	☐	Unterschenkel	☐	☐
	Fuß	re	li			
	medial	☐	☐			
	lateral	☐	☐			
Ödeme	Fuß	☐	☐	Unterschenkel	☐	☐

Medikamente/Sonstiges

Kürzelliste

Lagebezeichnungen		Hautveränderungen		Nagelveränderungen		Materialien und Hilfsmittel			
Apex	ap	Bulla	Bul.	Onycholyse	O.lys	Copoline	Temp.	Albothyl	Alboth
beidseitig	bds	Bursitis	Burs.	Onychauxis	O.aux.	Druckentlastung	Druckentl.	Panthenol	Pth
Cutikula	Cut	Dermatomykose	Dermyk.	Onychie	O.chie.	Fixomull-Stretch	fixom.str.	Betaisodona	Beta.
distal	dist	Gangrän	Gangr.	Onychodystrophie	O.dystr.	fleecy-web Hapla-Band	fl.web.Hapla.	Cloudenwatte	Cloud.
dorsal	dors	Hämatom	Häm.			Tape	T	Ethanol x %	Etha. %
lateral	lat	Callositas	Call.	Onychogrypose	O.gryp.	Nagelmasse	Nama	Kochsalzlösung	Nacl
links	li	Clavus	Cd,Cm,Cnf Cmll, Cp	Onychomykose	O.myk.	Okklusivverband	Okk.	Kaliumpermanganat	KMNO 4
medial	med	Mazeration	Maz.	Onychorrhexis	O.rhex.	Orthonyxie	O.-nyxie	Keratolytische Salbe	Kerato.S.
Metatarsus	Met.	Mykose	Myk.	Onychoschisis	O.schis.	Orthose	Orth.	Ringerlösung	Ri
Nagelbehandlung	U 1-5	Naevus	Nae.	Unguis convolutus	U.con.	Schaumgummi	Foam	Silbernitrat x %	AgNO³
plantar	pla.	Cicatrix	Cica.	Unguis incarnatus	U.inc.	Schlauchverband	tg (tubegase)	Wasserstoffperoxid	H²O²
proximal	prox.	Nekrose	Nek.	Unguis inflexus	U.infl.	Sulci-Protektor	Sulci		
rechts	re	Panaritium	Panarit.	Unguis retroflexus	U.ret.	Wundschnellverband	Eigenname z. B. Leukosilk		
Sohlenhorn	Sh	Paronychie	Parony.						
subungual	subg	Rhagaden	Rhag.						
sulcus	S	Verruca	V	**chirurgische Eingriffe**					
Zwischen den Zehen ⅟₄ re	⅟₄ re			Keilexision	Keilex.				
Zwischen den Zehen ⅟₂ li	⅟₂ li			Operation	OP				
Zwischen allen Zehen	⅟₅ re, li			Resektion	Resek.				

Effloreszenzen welche ....

Lokalisation ....

R plantar L

R dorsal L

R medial L

R lateral L

Legende:

- \+ Hyperkeratose
- O Clavus
- ΛΛΛ Rhagaden
- \- - - Cicatrix
- ▲ Nekrose
- ≡ Onychomykose
- ≡ Dermatomykose
- ✸ Verruca
- ⊙ Ulcus
- ⊕ Onychauxis
- / Unguis incarnatus
- c Unguis convolutus
- ☐ Pigmentveränderungen

DEFINITIV-Organisation GmbH · www.definitiv.de · Tel. 09531 61-31 · Fax -21 · Bestell-Nr. 3056812 ....Definitiv.

A	B	C	D	E	F	G	H	I	J	K	L	M	N	O	PQ	R	S	Sch	St	T	U	V	W	XYZ	0	1	2	3	4	5	6	7	8	9	10	11	12	13	14	15

Name: **Vorname:** **Geburtsdatum:** **Patient seit:** **Vorbehandler:**

Krankenkasse ______ Vors. Nr ______

Name/Vorname ______

Straße ______

PLZ/Ort ______

Geb.Datum ______ Beruf ______

Tel. privat ______ Tel. geschäftl. ______

Hausarzt/Diabetologe/Tel.-Nr.:

Hausbesuch/km: ______

Risiken/Erkrankungen

Diabetes mellitus ja ☐ nein ☐

seit ...... Typ I ☐ Typ II ☐

Diät ☐ Tabletten ☐ Insulin ☐

HbA1c Wert ...... vom ......

Medikamente zur Hemmung der Blutgerinnug ☐ welche:

Fußdeformitäten:

	re	li
Spreizfuß	☐	☐
Senkfuß	☐	☐
Knickfuß innen	☐	☐
Knickfuß außen	☐	☐
Hohlfuß	☐	☐
Plattfuß	☐	☐
Charcot-Fuß	☐	☐

Zehendeformitäten

	re	li
Hallux valgus	☐	☐
Hallux ridigus	☐	☐
Hallux varus	☐	☐
Quintus varus	☐	☐

D1 re	D2 re	D3 re	D4 re	D5 re
D1 li	D2 li	D3 li	D4 li	D5 li

H = Hammerzehen
K = Krallenzehen
SD = subductus
SPD = superductus

Rheuma	☐
Gicht	☐
PNP	☐
diab. Neuropathie	☐
pAVK	☐
Angiopathie	☐
- Belastungsschmerz	☐
Neuropathie	☐
- Ruheschmerz	☐
chron. kalte Füße	☐

Hauterkrankungen/Allergien

Dermatomykose	☐
Psoriasis	☐
Neurodermitis	☐
Ekzeme feucht ☐ trocken ☐	☐
Mal perforans	☐
......	☐
Allergien	☐

welche ......

Asthma

Nagelkrankheiten

	re	li
Ung.incarnatus	u	u ......
Ung.convolutus	u	u ......
Onychomykose	u	u ......
Onycholyse	u	u ......
Onychoauxis	u	u ......
Onychoschisis	u	u ......
Onychorrhexis	u	u ......
Onychogrypose	u	u ......
Onychodystrophie	u	u ......
Onyx	u	u ......
Paronychie	u	u ......
Pachyonychie	u	u ......

Bypass	☐
Schrittmacher	☐
Herzerkrankungen	☐

welche ......

Infektionskrankheiten

Hepatitis	☐
HIV	☐
Warzen	☐
Herpes zoster	☐
Pilzerkrankungen	☐
Bakterielle Infektionen	☐

Schweißdrüsenfunktion

Hyperhidrosis	☐
Anhidrosis	☐
Bromhidroses	☐

Gangart normal ☐ gebeugt ☐ Schonhaltung ☐ Gehstütze ☐ Rollator ☐ schleppend ☐

Sonstiges

Schuhe Konfektion ☐ Prophylaxe ☐
[illegible] ☐ Vorfuß ☐
Orthopädisch ☐ Rückfuß ☐

seit: ......

Einlagen ja ☐ nein ☐

besprochen und empfohlen
letzte Einlagenkontrolle von wann: ......

Datum		

zur Sicherung der Heilmittelverordnung: Mehrzweckhülle oder Selbstklebeecke

Die nachfolgenden Angaben sind für die Behandlung wichtig und unterliegen dem Datenschutz!

	ja	nein	Bemerkung
Sind Sie zum 1. Mal in einer Podologie-Praxis?	☐	☐	
Stehen oder laufen Sie privat oder beruflich viel?	☐	☐	
Sind Sie Diabetiker? Typ I ☐ Typ II ☐	☐	☐	
Leiden Sie an Durchblutungsstörungen?	☐	☐	
Leiden Sie an einer Infektionskrankheit (Hepatitis/HIV/etc.)?	☐	☐	
Leiden Sie an Allergien? Welche?	☐	☐	
Leiden Sie an einer Hauterkrankung (Schuppenflechte/Neurodermitis)?	☐	☐	
Wurden Sie an den Füßen operiert?	☐	☐	
Sind Sie Bluter oder nehmen Sie blutgerinnungshemmende Mittel?	☐	☐	
Tragen Sie einen Herzschrittmacher?	☐	☐	
Sind Sie herzkrank?	☐	☐	
Andere Erkrankungen?	☐	☐	

Datum: ____________ **Unterschrift:** ____________________

4.3 Vordruck Fußanamnese

Fußanamnese (jährlich durchzuführen) am ____________________

Name: ____________________ Vorname: ____________________ Geb.Datum: ____________________

Befund

posterior L — R plantar L — R dorsal L — posterior R

R medial L — R lateral L

Diabetes: ja ☐ nein ☐ Typ I ☐ Typ II ☐ seit wann ________
Diabetologe: ____________________
Therapie: Diät ☐ Tabletten ☐ Insulin ☐

HbA1c am ________ Wert ______ HbA1c am ________ Wert ______
HbA1c am ________ Wert ______ HbA1c am ________ Wert ______

Diabetische Sensibilitätsprüfung:

bekannte Neuropathie ja ☐ nein ☐

Monofilament:	rechts	links
dorsal	pos./neg.	pos./neg.
Apex	pos./neg.	pos./neg.
plantar	pos./neg.	pos./neg.

Stimmgabel:		
Apex DI	/8	/8
MTK 1	/8	/8
Malleolus	/8	/8

Charcot-Fuß rechts ☐ links ☐

Gefäßbefund:

bekannte pAVK ja ☐ nein ☐

Belastungsschmerz ja ☐ nein ☐
Ruheschmerz ja ☐ nein ☐

Fußpulse	rechts	links
A. dors. ped	n.tastb./schwach/stark	n.tastb./schwach/stark
A. tib. post.	n.tastb./schwach/stark	n.tastb./schwach/stark
Varizen:		
Unterschenkel	☐	☐
Oberschenkel	☐	☐
Besenreiser:		
Unterschenkel	☐	☐
Oberschenkel	☐	☐
Ödeme:		
Fuß	☐	☐
Unterschenkel	☐	☐

Hautfarbe:	rechts	links
normal	☐	☐
blass	☐	☐
gerötet	☐	☐
livide	☐	☐
fleckig	☐	☐

Effloreszenzen

welche ____________
Lokalisation ____________
____

Hauterkrankungen

Dermatomykose	☐
Psoriasis	☐
Neurodermitis	☐
Ekzeme	☐
Mal perforans	☐
andere	____________

Schweißdrüsenfunktion

Hyperhidrosis	☐
Anhidrosis	☐
Bromhidrosis	☐

Beweglichkeit der unteren Extremitäten:

	rechts	links
Knie	normal/eingeschr./kontr.	normal/eingeschr./kontr.
oberes Sprunggelenk	normal/eingeschr./kontr.	normal/eingeschr./kontr.
Calcaneus	normal/eingeschr./kontr.	normal/eingeschr./kontr.
unteres Sprunggelenk	normal/eingeschr./kontr.	normal/eingeschr./kontr.
Chopart	normal/eingeschr./kontr.	normal/eingeschr./kontr.
Lisfranc	normal/eingeschr./kontr.	normal/eingeschr./kontr.
proximale Zehengelenke	eingeschränkt D______ kontrakt D______	eingeschränkt D______ kontrakt D______
mediale Zehengelenke	eingeschränkt D______ kontrakt D______	eingeschränkt D______ kontrakt D______
distale Zehengelenke	eingeschränkt D______ kontrakt D______	eingeschränkt D______ kontrakt D______

Nagelkrankheiten	rechts	links
Ung. incarnatus	U__	U__
Ung. convolutus	U__	U__
Onychomykose	U__	U__
Onycholyse	U__	U__
Onychauxis	U__	U__
Onychoschisis	U__	U__
Onychorrhexis	U__	U__
Onychogrypose	U__	U__
Onychodystrophie	U__	U__
Koilonychie	U__	U__
Paronychie	U__	U__
Pachyonychie	U__	U__
____________	U__	U__

Untersuchung durchgeführt am ________ durch ____________ Unterschrift Patient ____________

siehe Rückseite ☐

Dokumentationen:

4.4 Begleitbeschwerden

Auf dem abgebildeten Anamnesebogen (Seite 43) findet man Angaben über

- Durchführung der Fußanamnese
- Patientenangaben (wichtig, falls mal was durcheinander kommt)
- Sichtbefund (hier wird mithilfe der Legende alles eingetragen, was man am Fuß erkennen kann)
- Angaben zur Diabetes, Therapie und zu den Werten
- diabetischen Sensibilitätstest
- Gefäßbefund
- Beweglichkeiten der unteren Extremitäten
- Hautfarbe
- Effloreszenzen
- Hauterkrankungen
- Schweißdrüsenfunktion
- Nagelerkrankungen

Bei der folgenden Schilderung des Patienten müssen die Begleitbeschwerden herausgefiltert werden:

- Schmerzen in den Gelenken
- Missempfindungen oder Kältegefühl
- Schmerzen in den Gliedern
- Schmerzen beim Gehen
- Bewegungseinschränkungen während der Ruhephase
- Gangstörung oder Lähmung

Nach den Schilderungen der körperlichen Beschwerden berichtet der Patient auch Dinge, die ihm sonst noch auf dem Herzen liegen.

4.5 Bisheriger Krankheitsverlauf

Der bisherige Krankheitsverlauf wird auf der Karteikarte eingetragen. Es werden der jetzige Gesundheitszustand dargestellt und Operationen aufgeschrieben, die für den Podologen wichtig sein könnten, im Weiteren gegebenenfalls Krankenhausaufenthalte, Kur- oder Rehamaßnahmen, z. B. dann, wenn die podologische Behandlung für längere Zeit unterbrochen werden muss.

Besondere Umstände ergeben sich auch, wenn Allergien, Infektionserkrankungen oder andere Autoimmunerkrankungen vorliegen.

4.6 Behandlungsablauf/-plan

Alle genannten Daten werden notiert. Für die bevorstehende Behandlung zählen letztlich aber nur die wesentlichen Krankheiten, die im Zusammenhang mit dem jetzigen Beschwerdebild stehen. Die anderen Angaben dienen der Entscheidungsfindung für den Behandlungsplan. Damit wird deutlich, dass die chronologische Ordnung der Angaben (vor allem nach der Erstanamnese) nötig ist, um Behandlung, Therapie und Therapievorschläge einschätzen und überprüfen zu können, damit Erfolg oder Misserfolg erkannt werden können. Darüber hinaus sollten auch die Medikamentierungen der Patienten notiert werden. Von den Gewohnheiten interessieren besonders Beruf, Sport und Hobbys.

Die Befindlichkeit des Patienten wird notiert, gegebenenfalls die Einstellung, die er zu seiner Erkrankung hat. Manche leiden unter Depressionen, welche das gesundheitliche Befinden negativ verändern können.

Es muss ein Verständnis für die Gesamtsituation des Patienten aufgebracht werden, denn nur so kann der ganze Mensch erfasst werden. Während der Palpationen können die Reaktionen der Patienten wahrgenommen und notiert werden. Werden kleine private Anmerkungen aus dem Leben des Patienten notiert, können diese bei der nächsten Behandlung zur Vertiefung des Vertrauensverhältnisses sorgen. Der Patient fühlt sich dann individuell betreut.

4.7 Behandlungsablauf

Behandlungsablauf

Datum								
Nagelschnitt								
Onychomykosen								
Unguis incarnatus, Unguis convolutus								
Onychauxis, Onychogrypose								
Sulcus								
Hyperkeratosen								
Rhagaden								
Clavi								
Verrucae								
Druckentlastung, Reibungsschutz								
Pflasterverband								
verwendete Pflegeprodukte								
Fußverband								
Massage								
andere Therapien								
verkaufte Produkte								
Hausbesuch								
Eigenanteil / Rezeptgebühr oder Befreiung								
Rechnungsbetrag								
Therapeutenkürzel								

Behandlungsplan

Schuhe, Strumpf- und Pflegeberatung								
Fußmassage u.o. Krankengymnastik								
Orthonyxie								
Orthosen/Korrektur								
Nagelprothetik								
Facharztbesuch								
Orthopädieschuhmacher								
Einlagen								
physikalische Therapie								
andere Therapien								
Bemerkungen								

Behandlungsziel

Prävention								
Korrektur								
Schmerzfreiheit								
andere Ziele								

DEFINITIV-Organisation GmbH · www.definitiv.de · Telefon 09531/61-31 · Fax -21 · Bestell-Nr. 30 02029 ....**Definitiv.**

5 Befund

5 Befund

Lernziele

- Die eigene Objektivität auswerten
- den Sichtbefund präzisieren

5.1 Objektivität

Beschwerden, die man sehen und fühlen oder die man aus gestörten Funktionen ableiten kann, sind objektiver und deswegen messbarer einzuschätzen als die Beschwerden, die der Patient vorträgt. Hier werden die unterschiedlichen erkenntnistheoretischen Zusammenhänge deutlich.

Podologen mit langjähriger Erfahrung werden sicherlich schneller Entscheidungen treffen, Zusammenhänge und ihre eigenen Grenzen erkennen können, um Patienten an andere Berufsgruppen weiterzuleiten. Grundsätzlich sind aber die subjektiven Angaben des Patienten wie auch die objektiven Befunde inklusive der technisch-diagnostischen Werte von Belang.

Das Handwerkszeug eines Podologen zur Untersuchung sind Augen, Ohren, Hände, die Stimmgabel, das Monofilament und das Tip Therm. Für den objektiven und subjektiven Befund muss

- im Sichtbefund alles erfasst werden (was man sieht),
- Gesagtes aufgenommen und ausgewertet werden (was man hört),
- müssen die Hände eingesetzt werden, um die Palpation und die Behandlung durchzuführen.

5.2 Sichtbefund

Sichtbefund an Fuß und Bein können z. B. sein:

- Krampfadern
- Ödeme
- Ulcera

- Verfärbungen
- Naevi (Muttermale)

Verdacht auf eine Fußfehlform können z. B. als Daten aufgenommen werden:

- Spreizfuß
- Senk-/Plattfuß
- Knick-/Kippfuß
- Hohlfuß bzw. hochgesprengter Fuß
- Spitz-/Hackenfuß
- Klumpfuß

Verdacht auf Zehenfehlstellung können z. B. notiert werden:

- Hallux varus
- Hallux valgus
- Quintus varus
- Hammer-/Krallenzehen
- übergeschlagene Reiterzehen oder unterliegende Zehen/subductus oder superductus

Veränderungen der Haut können z. B. aufgenommen und hinterfragt werden:

- Druckstellen
- Clavi
- Schwielen
- Blasen
- Warzen
- offene Stellen (Geschwüre, aufgeriebene Blut- und Wasserblasen)
- Verletzungen (Eigenverletzungen extra ausweisen)
- Narben
- Prominenzen (Exostosen, Ganglien)
- Pigmentflecken
- Farbveränderungen der Haut
- Schwellungen

Veränderungen der Nägel werden z. B. zur Ursachenforschung genutzt bei:

- Farbe
- Struktur
- Nagelstärke
- Extraktion
- Keilresektion
- Nagelprothetik

Verdacht von Nagelerkrankungen (Onychosen) zur Ursachenforschung im Sinne von z. B.:

- Onychie (Entzündung im Nagelbett)
- Onycholysis (Ablösung der Nagelplatte)
- Onychauxis (Verdickung der Nagelplatte)
- Onychogryposis (starke Nagelverkrümmung/Nagelstärke)
- Onychorrhexis (Nagelsplitterung)

In den folgenden Kapiteln wird deutlich, wie viele Möglichkeiten der Befunderhebung gegeben sind. Im Weiteren soll angeregt werden, auch über die hier vorgegebenen Beispiele hinaus zu hinterfragen und Zusammenhänge darzustellen. Vorhandene Fachliteratur jeder Art sollte zur Hilfestellung, Unterstützung und Erklärung zu Rate gezogen werden.

5.3 Fragen zur Wissensüberprüfung

1. Welche Art der Beschwerden (subjektive oder objektive) sind deutlicher erkennbar?

2. Was alles erfasst der Sichtbefund?

5.4 Antworten zur Wissensüberprüfung

1. Die objektiven Beschwerden sind messbarer. Grundsätzlich aber gehören sowohl die objektiven wie auch die subjektiven Beschwerden in die Anamnese.

2. Veränderungen an:
   - Bein und Fuß
   - Fußdeformitäten
   - Zehendeformitäten
   - Hautveränderungen
   - Nagelveränderungen

6 Haut

6 Haut

Lernziele

- Erkennen von Hautveränderungen
- Unterscheidung von Effloreszenzen
- Verstehen von Hauterkrankungen
- Verbindungsherstellung zu Diabetes und den Hauterkrankungen

6.1 Die Haut

Die normale Haut fühlt sich während der Palpation elastisch an, nicht feucht, aber auch nicht trocken. Während der Palpation wird getestet, ob die subkutane Fettschicht vorhanden ist, die den Patienten beim Gehen unterstützt, das Gangbild stabilisiert und die Fußsohle abpolstert. Ist das Unterhautfettgewebe (subkutan) nicht ausreichend oder gar geschrumpft, bohren sich die Knochen durch die Haut und bilden Geschwüre (Ulcera).

Betrachtet man die Unterschenkel, zeigen sich durch Ödembildungen verschiedene Krankheitsbilder:

- Sind Hautverdickungen z. B. im Unterschenkelbereich zu sehen, die eine gespannte glänzende Haut (wie mit Öl eingerieben) zeigen, handelt es sich um einen komplexen Krankheitszustand (Myxödem), z. B. im Zusammenhang mit arthrotischer Gelenkveränderung, Trommelschlegelfingern und Zehennägeln, gegebenenfalls noch in Verbindung mit einer Lungen-, Herz- oder Lebererkrankung.
- Bei Patienten mit endogenem Ekzem, Asthma oder Heuschnupfen hält sich für längere Zeit ein weißer Strich, den man mit einem stumpfen Gegenstand auf der Haut hinterlassen kann. Auch hier zeigen sich oft lokale Ödeme.
- Andere Ödeme hinterlassen Dellen in der Haut, wie bei Herzinsuffizienz mit der Entstehung von Knöchelödemen.
- Durchblutungsstörungen können auch am Temperaturunterschied festgestellt werden. Außerdem kann bei entzündlichen und thrombotischen Veränderungen die Palpation sehr schmerzhaft sein.

- Der Druckschmerz im medialen Bereich der Fußsohle (Payr-Zeichen) gilt als Zeichen einer tiefen Thrombophlebitis.
- Der häufig genannte Wadenschmerz bei der Dorsalflexion des Fußes (Hohmann-Zeichen) kann Zeichen einer tiefen Unterschenkelphlebitis sein.

Aus der unterschiedlichen Hautbeschaffenheit und in den Reaktionen der Patienten ergeben sich noch viele weitere Diagnosen. Steht eine bestimmte Diagnose unter Verdacht, wird der Patient gebeten, umgehend seinen Arzt aufzusuchen. Es ist zu bedenken, dass der Podologe keine Diagnose stellen darf! Es kann hier lediglich die Entscheidung getroffen werden, den Patienten weiterzuvermitteln.

Andere Hautverdickungen an den Füßen zeigen sich beispielsweise als Keratosen, Callositas, Hyperkeratosen, Clavi, Verrucae und andere mechanische Überbelastungen, die es zu behandeln gilt.

6.2 Hautveränderungen/Hautfarbe

Auf die Hautfarbe allgemein wirken sich Durchblutung, Hb-Gehalt des Bluts, andere Blutfarbstoffe und Pigmente aus. In der podologischen Praxis werden nur die Hautveränderungen der unteren Extremitäten ergründet.

Blässe kann ein Zeichen arterieller Durchblutungsstörungen in den Extremitäten sein.

Eine bläulich-rote Verfärbung des Nagelbetts z. B. kann ein Zeichen dafür sein, dass das arterielle Blut durch Beimischung venösen Bluts durch die mangelhafte Sauerstoffaufnahme in der Lunge als sogenannte Zyanose sichtbar wird. Dies kommt häufig bei Herzklappenstenosen, Herzinsuffizienz, angeborenen Herzfehlern und Lungenerkrankungen vor.

Als Pseudozyanose könnte man die Einlagerung bei abnormen Hämoglobinverbindungen mit dreiwertigem Eisen benennen. Diese lagern sich in der Haut ein und bilden typische bräunliche Pigmentierungen, die man im Zusammenhang mit Diabetes mellitus Hämochromatose oder Bronzediabetes nennt.

Man sieht diese Art der Pigmentierung sehr häufig. Es wird auch erwähnt, dass der Diabetes zu diesem Zeitpunkt schlecht einstellbar ist.

Hier sind die Symptome zu finden, die die Stoffwechselerkrankung in Zusammenhang mit dem Hautbefund bringen. Die genauen Angaben des Patienten sind hier ganz wichtig.

Für eine Blauverfärbung der Haut ist die absolute Menge desoxygenierten (Fehlen von Sauerstoff) Hämoglobins verantwortlich.

Eine braun-graue Hautpigmentierung kann auch im späteren Verlauf einer Leberzirrhose auftreten.

Alle Hautveränderungen im Bereich der Unterschenkel von glänzend prall oder bräunlich verfärbter Haut bei Ödemen oder deutlich sichtbaren Zeichen einer Durchblutungsstörung, so z. B. Blässe (Zyanose (blaurot)), Marmorierung oder Überpigmentierung, gehören in die Anamnese, denn in fortgeschrittenen Stadien kann es zu Hautulzerationen bzw. atrophischer Gangrän kommen – in feuchter Form beim Venenverschluss oder der Arterienverschluss zur trockenen Mumifikation!

Eine flächendeckende Hautrötung im Unterschenkelbereich mit scharfer Abgrenzung kann ein Zeichen für eine Erysipel sein (Wundrose – akute Entzündung der Dermis, meist durch Streptokokken der Gruppe A).

Beim Erwachsenen und hauptsächlich in der Winterzeit dringen diese Erreger über mazerisierte Hautdefekte im Zehenzwischenbereich oder über Rhagaden ein.

6.3 Beispiele für den Sichtbefund der Haut

Das Krankheitsbild der Wundrose (Erysipel)

Das Krankheitsbild der Wundrose stellt für den Patienten eine schmerzende, scharf begrenzte ödematöse Rötung mit flammenförmigen Ausläufern und zentraler Rückbildungstendenz dar. Das Krankheitsbild zeigt sich teils mit Blasen (bullöses Erysipel), Einblutungen (hämorrhagisches Erysipel) und Nekrosen (nekrotisierendes Erysipel) oder dringt in die Subcutis (phlegmonöses Erysipel) vor und führt zur Schwellung der regionalen Lymphknoten. Durch die Gabe von Antibiotika ist die Wundrose rasch zu heilen. Gefährlich ist lediglich, dass rezidivierende Erysipel eine mögliche Elephantiasis zur Folge hat. Zur Elephantiasis kommt es durch Lymphgefäßobliterationen.

Das Krankheitsbild der Necrobiosis lipoidica

Sind an den Schienbeinen fleischfarbene, verdickte, höckrige Hautbezirke sichtbar, die im weiteren Verlauf sehr dünn werden und gelblich durchscheinend wirken und sind diese Bezirke zudem noch von einem roten Rand kleinster Blutgefäße umgeben, handelt es sich um eine Hautveränderung, die man Necrobiosis (kollagenes Gewebe) lipoidica (Ablagerung von Lipoiden (diabeticorum)) nennt. Die Hystopathologie sagt aus, dass sich die beschriebene Hauterkrankung als Folge einer Angiopathie entwickelt.

Dieses Hautbild tritt bei Patienten mit Diabetes, Prädiabetes und Hypertonie häufig auf und wird als eine zentral nekrobiotische granulomatöse Entzündung mit Lipidablagerungen in der Dermis beschrieben.

Die Statistik besagt, dass nur bei drei von 1000 Diabetikern diese Hautveränderung auftreten, aber 50 bis 70 % der Patienten mit Necrobiosis lipoidica haben Diabetes!

Prädilektionsstellen sind die Unterschenkelstreckseiten (Schienbein), die Fußgelenkgegend und die Fußrücken.

Nicht selten ist das Hautbild von schlecht heilenden Ulzerationen im Zentrum begleitet. Auch hier muss gegebenenfalls an eine Differenzialdiagnose gedacht werden, z. B. an eine rheumatische Hautmanifestation.

6.4 Effloreszenzen

Effloreszenzen sind durch krankhafte Vorgänge ausgelöste sichtbare Hautveränderungen und gehören zur Terminologie der klinischen Medizin. Ihre Bedeutung sollten alle Podologen kennen.

Hautveränderungen im Hautniveau	
Makula-Fleck	Umschriebene Farbveränderung im Niveau der Haut
Petechien	Stecknadelkopfgroße Blutungen, werden in der Haut oder in anderen Geweben auch Purpura genannt.
Erythem	Im Hautniveau liegende Verfärbung grundsätzlich durch reversible Blutfülle (Schamröte), entzündliche Erytheme, z. B. bei einer Infektion, worauf aus dem Erythem Papeln, Bläschen, Erosionen entstehen können.

Hautveränderungen über dem Hautniveau	
Urtika	Flüchtige, schnell resorbierbare Quaddel/entzündliches Reizödem ohne Zellinfiltrat. (Insektenstich, medikamentös), großflächig Urtikaria genannt.
Vesikula	Bläschen bis 0,5 cm, z. B. Zosterbläschen
Bulla-Blase	z. B. bei Verbrennungen
Pustula	Eiterbläschen
Abszess	Eiteransammlung in einer nicht vorgesehenen Höhle
Zysten	Flüssigkeitsgefüllte Effloreszenzen

Solide Erhabenheiten der Haut	
Papeln	Papula-Knötchen (Psoriasis, Warzen)
Lichen	bei Lichen ruber planus
Vegetationen	Wucherungen der Haut
Tuber	oberflächlicher Knoten
Nodus	tiefliegender Knoten. Papeln werden bis zur Erbsengröße als solche bezeichnet, ein Nodus ist größer als eine Erbse und von einem Tuber spricht man ab Walnussgröße.

Auflagerungen der Haut	
Squama	Schuppen
Crusta	Kruste, eingetrocknetes Sekret aus Eiter, Serum oder Blut
Eschara	Schorf, nekrotische Krusten aus abgestorbenem Gewebe
Corpola aliena	Fremdkörper oder Verunreinigungen

Vertiefte Effloreszenzen	
Erosion	Bläschen oder Blasen haben z. B. ihre Decke verloren.
Exkoriationen	Reichen bis an die Papillenschicht der Lederhaut (Korium) und treten mit punktförmigen oder siebartigen Blutungen auf. Beispiele: Fissuren, Rhagaden = Einrisse der Haut durch Elastizitätsverlust.
Ulkus	Geschwür aus nicht rissförmigem, tieferem Substanzdefekt, der nicht nur das Epithel, sondern zumindest auch Anteile der Lederhaut oder tiefere Gewebeanteile mit betrifft.

6.5 Hauterkrankungen

6.5.1 Psoriasis/Schuppenflechte

Die Psoriasis ist eine multifaktoriell vererbte, sehr häufige Hauterkrankung, gekennzeichnet durch epidermale Hyperproliferation (Epidermisverbreiterung, Schuppung) sowie Entzündung (Rötung, sterile Pusteln).

- Häufigkeit der Erkrankung zwischen 1 und 5 % der Bevölkerung
- Betrifft jedes Lebensalter
- Erkrankungsgipfel vom 15. – 25. und vom 50. – 60. Lebensjahr
- Kinder sind bei manifester Erkrankung eines Elternteils mit 25 % betroffen

- Sind beide Elternteile betroffen, steigt die Möglichkeit der Erkrankung der Kinder auf 60 bis 70 %!

Pathogenese

- Unklar
- Disposition genetisch verankert
- Möglicherweise spielt eine immunologische Dysregulation nach Streptokokkeninfekt eine große Rolle.
- Umwelteinflüsse bestimmen den Schweregrad = Regulationsdefekt der epidermalen Proliferation und Zelldifferenzierung (Zell turnover ist von 28 auf bis zu 14 Tage verkürzt).
- Störung geht mit Entzündung einher.
- Nach Abheilung der betroffenen Haut ist sie nicht von gesunder Haut zu unterscheiden.

Provokationsfaktoren der Psoriasis sind z. B.

- der sogenannte Eruptionsdruck (= unterschiedliche Bereitschaft zur Entwicklung von Hautveränderungen)
- endogene Provokation durch akute oder chronische Infekte, Medikamente (Beta-Blocker), Alkohol, Stress, Diät u. a.

Die Klassifikation der Psoriasis scheint verwirrend, denn sie erfolgt nach vollkommen verschiedenen Gesichtspunkten, die teilweise überlappend auftreten (z. B. Nagelpsoriasis bei Psoriasis vulgaris). Daher wird die Psoriasis folgendermaßen eingeteilt:

- nach Grundeffloreszenz (P. vulgaris, P. pustulosa)
- nach Lokalisation (P. palmarum et plantarum, P. Intertriginosa, Nagelpsoriasis)
- Psoriasis mit extrakutaner Manifestation (P. arthropathica)

6.5.1.1 Nagelpsoriasis

Die Nagelpsoriasis ist selten das erstes Symptom, die Mitbeteiligung der Nägel bei Psoriasis liegt bei 30 bis 50 %. Sichtbare Zeichen sind:

- Ölflecken und gelb-braune, scharf begrenzte subunguale Verfärbungen. Die auftretende Onycholyse in der Mitte des Nagels nennt man „Ölfleck" (Onycholysen durch Befall des Nagelbetts).
- Tüpfelnägel – Grübchen und Wellen an der dorsalen Nagelplatte – entstehen bei Psoriasis durch Verhornungsstörungen (Matrix),
- Krümelnägel – entstehen bei Psoriasis durch den Befall der Nagelmatrix und dem Nagelbett. Der Nagel ist dystrophisch aufgeworfen und verdickt. Er löst sich in der Regel von der Unterfläche, dies kann durchaus schmerzhaft sein.

Die DD Onychomykose ist zu stellen, trotzdem ist die Beteiligung einer Onychomykose nicht immer auszuschließen!

Eine positive Familienanamnese, klinische Untersuchungen und histologische Befunde sind sichere Zeichen für das Krankheitsbild Psoriasis. Bei Gelenkveränderungen ist die radiologische Diagnostik zur Diagnosestellung notwendig. Die Nageldystrophien finden sich vorwiegend bei bestehender Psoriasisarthrophie.

6.5.1.2 Psoriasis palmarum et plantarum

Bei der Psoriasis palmarum et plantarum sieht man an Handflächen und Fußsohlen scharf begrenzte Erytheme mit gelblichen, festhaltenden Schuppen und Rhagaden, die stark schmerzen können. Hier sind die DD Tinea manuum et podum, Lues II und Morbus Reiter zu stellen.

6.5.1.3 Psoriasis arthropathica

Die Psoriasis arthropathica tritt zumeist nach den ersten Hautveränderungen auf. Es handelt sich in der Regel um den peripheren Typ, also den Befall der Zehenendgelenke oder aller Gelenke am Zeh (bzw. der Finger), was wiederum typisch für die Arthritis psoriatica ist. Schubweise und oft über Monate und Jahre bei wechselndem Gelenkbefall geht diese Erkrankung neben Weichteilschwellungen um die Gelenkkapsel einher und es kommt zur Destruktion und Wucherung der Synovia sowie auch zu einer Osteoporose.

6.5.1.4 Extrakutane Manifestationen

Zu den extrakutanen Manifestationen der Psoriasis zählen:

- Psoriasis arthrophatica
- Psoriasis vulgaris, welche mit unterschiedlichen Gelenkveränderungen assoziiert ist (5 bis 7 % der Patienten mit Psoriasis sind betroffen),

Gelenkveränderungen treten noch vor den Hautveränderungen auf!

Bei beiden Typen ist das HLA-B27 (HLA steht für Human Leucocyte Antigen) meist positiv nachzuweisen, die Rheumaserologie aber ist in 80 % der Fälle negativ. Als Beispiel sei hier der periphere distale Typ genannt, er betrifft 20 % der Psoriasis-Patienten.

- Bei diesem Typ kommt es zu asymmetrischen, stark schmerzhaften Schwellungen der kleinen Finger- und distalen Zehengelenke oder aller Gelenke eines Strahls. Die Bezeichnung der sogenannten *Wurstfinger* liegt hier begründet, auch die Schwellung einer einzelnen Zehe ist nicht selten.
- In der Regel treten hier parallel oft auch Nagelveränderungen auf.
- Häufig ist auch die sogenannte POPP (Psoriatrische Onycho-Pachydermo-Periostitis) zu diagnostizieren, eine Nageldystrophie mit schmerzhafter periostitischer Schwellung der Endglieder, meist aber ohne andere Hauterscheinungen.

6.5.1.5 Psoriasis pustulosa palmoplantaris (Barber-Königsbeck)

Die Psoriasis pustulosa palmoplantaris ist ein scharf begrenztes Erythem, oft auf die Hand- oder Fußkante übergehend, mit einzelnen, teils konfluierenden Pusteln. Häufig in Verbindung bei dyshidrosisformem Handekzem (Koebner-Reiz).

6.5.1.6 Dyshidrotisches Ekzem

Das dyshidrotische Ekzem ist ein polyätiologisches Krankheitsbild, gekennzeichnet durch juckende, sagokornartige Bläschen im Bereich der Fingerseitenflächen, der Handteller sowie der Zehen und der Fußsohle. Die Bläschen können akut oder aber chronisch rezidivierend auftreten, ihr Inhalt ist zunächst wasserhell, wird gelblich bis rötlich, trocknet dann aus und bildet kleine Krusten, die im weiteren Verlauf abschuppen. Diese kleinen Bläschen können zu großen Blasen konfluieren. Die Haut erscheint trocken, doch ist nicht selten eine Hyperhidrose eine der Begleiterscheinungen. Das dyshidrotische Bläschen ist durch eine Spongiose bedingt. Als Ursache werden genannt:

- Kontaktallergien (Nickel)
- Arzneimittelexanthem
- Mykose
- Mykid (die Ausschwemmung von Pilzantigenen, in denen keine Pilze gefunden werden)

6.5.1.7 Arthritis psoriatica

Arthritis psoriatica ist die chronische Polyarthritis bei Schuppenflechte, wahrscheinlich eine Folge von Störungen im Hormonhaushalt der Nebennierenrinde.

6.5.1.8 Acrodermatitis continua suppurativa (Hallopeau = Dermatologe aus Paris, 1842 bis 1914)

Chronische akropustulose = dermatitis repens: Sonderform der Psoriasis palmoplantaris. Auch hier asymmetrische Rötung und Pustelbildung. Allerdings führen diese bis zu Eiterseen an Finger- und Zehenspitzen sowie periungual zu schweren Nagelveränderungen (Onychodystrophie). Das Allgemeinbefinden ist aber nicht beeinträchtigt.

DD sollte geklärt werden, ob es sich um eine bakterielle oder mykologisch bedingte Paronychie handelt, oder um:

- Herpes simplex
- Acrodermatitis enteropathica (Zinkmangel, Absorbtionsstörung, z. B. durch Morbus Crohn etc.)

6.5.1.9 Psoriasis vulgaris

Klinisch gesehen ist die Psoriasis vulgaris die wichtigste Form der Psoriasis, bei der der gesamte Körper betroffen sein kann. Die Effloreszenzen-Variationen werden in der Literatur in Abhängigkeit von Größe und Konfiguration mit Zusatzbezeichnungen versehen.

Drei diagnostische Phänomene werden im Zusammenhang mit der Psoriasis genannt:

- Kerzenwachsphänomen; abgekratzte Schuppen (sehen aus wie abgeschabtes Kerzenwachs)
- Phänomen des letzten Häutchens; bei Weiterkratzen findet sich ein dünnes blattartiges, trockenes Häutchen/unterste Epidermisschicht,
- Ausspitz-Phänomen; punktförmige Blutungen entstehen nach Entfernen des letzten Häutchens durch Eröffnung der erweiterten Kapillarschlingen in den Papillarkörper.

6.5.2 Lichen ruber planus

Lichen planus ist das Synonym für Lichen ruber planus, die Knötchenflechte, eine papulöse Hauterkrankung. Diagnostische Zeichen:

- Blassrote flache, schuppenlose, juckende, polygonale Knötchen, wachsartiger Glanz, kleine zentrale Delle, feine netzartige grau-weiße Streifung (Wickham-Streifung)
- Vornehmlich sind die Beugeseiten der Unterarme, die Streckseiten der Unterschenkel, die Genitalregion und die Schleimhaut der Wangen und Zunge betroffen, ein Auslösen des Köbner-Phänomens ist möglich (isomorpher Reizeffekt), Gleichgestaltigkeit.
- An den Unterschenkeln finden man einen Nebentyp, mit Knötchen und derben, warzenartigen Plaques.
- Nicht kontagiös, subakut oder chronisch progressiv
- Entzündliche papulöse Dermatose mit Haut und Schleimhautmanifestation, oft quälender Juckreiz

Bei allen Rassen relativ häufig, die Morbidität liegt bei ca. 0,2 % vom 20. – 60. Lebensjahr.

Pathogenese

- Wahrscheinlich ein gegen Basalmembran gerichteter Autoimmunprozess
- Die Ätiologie ist unbekannt.

Hypothesen

- Genetischer Defek
- Virale Genese: Assoziation mit viraler Hepatitis.
- Psychogene Ursache, z. B. nach Traumen, Belastungssituationen oder Autoimmunreaktionen
- Arzneimittelindizierte Ursachen, z. B. nach der Einnahme von Antibiotika, Antidiabetika, Diabetika oder andere
- Kontaktallergie (z. B. Fotoentwickler)

Hautveränderung bei Lichen ruber planus

- Flache polygonale, 2 bis 10 mm große, rötlich-violette, glänzende Papeln
- Gelegentlich Konfluenz zu Plaques
- Beim chronischen Verlauf mehr rot-braun
- Nach Abheilung oft sekundäre Hyperpigmentierung
- Handgelenkseiten, Knöchel, Extremitätenbefall
- Quälender, anfallartiger Juckreiz (es wird gescheuert, nicht gekratzt)
- Eventuell Schleimhautveränderungen
- Bei chronischem Verlauf fakultative Präkanzerose
- Karzinome (Plattenepithelkarzinome) selten

Nagelveränderungen

- 10 % der Fälle
- Longitudinale Streifung
- Onychoschisis, Grübchennägel, subunguale Keratosen
- Onychodystrophie bis zum Nagelverlust

Histologie

Die Histologie zeigt eine Hyperkeratose, Hypergranulose und unregelmäßige Hyperplasie der Epidermis mit sägezahnartiger Verbreiterung der Reteleisten.

Verlauf:

- Akuter oder subakuter Verlauf über wenige Monate
- Chronisch-stationärer, therapieresistenter Verlauf über Jahre
- Seltener Übergang exanthematischer Formen in eine Erythrodermie
- Erosive und ulzerierte Formen heilen sehr schlecht und können maligne entarten.
- Hyperkeratotische Läsionen, insbesondere palmar und plantar, sind sehr therapieresistent.

6.5.2.1 Sonderformen

Die Sonderformen unterscheidet man in anuläre, lineare, follikuläre, atrophische, hypertrophische, hyperkeratotische, bullöse und erosiv-ulzerative Varianten.

6.5.3 Neurodermitis

Neurodermitis wird u. a. auch bezeichnet als:

- endogenes Ekzem
- atopisches Ekzem
- atopische Dermatitis
- konstitutionelles Ekzem

Genauso wie Asthma und Heuschnupfen gehört die Neurodermitis zum atopischen Formenkreis auf genetischer Basis.

Gewöhnlich beginnt diese Hauterkrankung in der Säuglingszeit, Befallen sind das Gesicht, der Kopf und später die großen Gelenkbeugen als sogenannte Ekzema flexurarum. Die Hautveränderungen sind durch deutliche Kratzspuren gekennzeichnet (Juckreiz = kardinales, quälendes Symptom). Später kommt es zur Verdickung der Haut. Eine Therapie wird gegen den Juckreiz mit kortikoidhaltigen Externa eingeleitet. Komplikationen durch bakterielle Infektion (Impetigo), Virusbesiedelung (Ekzema herpeticatum) müssen berücksichtigt werden.

6.5.3.1 Atopisches Ekzem

Atopische Dermatitis, Neurodermitis diffusa, ist eine entzündliche Hauterkrankung mit erblicher Disposition mit einem Vorkommen bei 2,5 bis 5 % der Bevölkerung, in Europa und Nordamerika mit zunehmender Inzidenz. Die multifaktionellen Ursachen sind nur zum Teil bekannt:

- der genetische Hintergrund ist gesichert (aber das HDLA-Muster ist noch nicht identifiziert), die Beteiligung eines Gendefekts, möglicherweise auf Chromosom 5 und/oder 11, wird diskutiert,
- veränderte Hautphysiologie
- Schweißbildung
- Talgproduktion
- transepidermaler Wasserverlust
- Irritabilität der Haut
- die Hautveränderungen sind von psychischen bzw. emotionellen Einflüssen (Stress) abhängig,
- es besteht eine reduzierte Abwehr der Haut gegenüber Viren, Bakterien und Pilzen,
- Bildung spezifischer IgE-Antikörper gegen sogenannte Inhalationsallergene (Pollen, Hausstaub, Milben, Tierepithelien, Schimmel u. a.)
- Nahrungsmittel (Milcheiweiß, Fisch, Nüsse, Zitrusfrüchte u. a.)

Inhalationsallergene dringen von außen über die defekte Lipidbarriere in die Haut ein und führen zur Aktivierung verschiedener Zellen und induzieren die ekzematische Reaktion (Hausstaub und Milben > Langerhanszellen, Mastzellen, eosinophile Granulozyten, Lymphozyten usw.). Lymphozytenstörung, gegebenenfalls Mangel an Desaturase; Enzymmangel führt zur verminderten Bildung von Gamma-Linolensäure.

Erhöhte Mediatorfreisetzung (Histamin) aus verschiedenen Entzündungszellen (Mastzellen, basophilen und eosinophilen Leukozyten), was zur Entzündung und zu Juckreiz der Haut führt. Bei 90 % der Patienten mit atopischer Dermatitis besteht eine Besiedelung der Haut (mit Nasenschleimhaut) mit Staphylococcus aureus.

Typisch sind der starke Juckreiz sowie die durch Kratzen verursachten Sekundäreffloreszenzen.

Die Sebostase, ein weißer Dermographismus (beim Reiben und Kratzen entsteht eine strichförmige weiße, statt eine normale rote Hautreaktion) tritt sehr häufig auf.

Vergröberung und Vermehrung der Linien der Handinnenfläche, die sogenannte Ichthyisishand.

Es besteht ein abgeschwächter oder fehlender Rachenreflex, als auch eine Wollempfindlichkeit.

Bei 70 % ist diese Hauterkrankung chronisch-rezidivierend (ab ca. dem dritten Lebensmonat).

Bei 75 % dieser Patienten erfolgt die Abheilung bis zur Pubertät.

Komplikationen

- Kreiswarzen
- Herpes simplex oder die maximal Variante Eczema herpeticatum

Therapien

- Haut feucht, gefettet und kühl halten,
- lauwarme Duschbäder mit Ölzusatz, fettende/harnstoffhaltige Externa
- Schwitzen vermeiden,
- keine Wollkleidung
- alkalifreie Syndets zum Waschen
- Ernährung spielt nur in ca. 10 % eine Rolle (Abklärung!),
- Verzicht auf Nahrungsmitteladditiva, Zitrusfrüchte usw.
- Wohnverhältnisse prüfen,
- Psychotherapie: Autogenes Training, Entspannungstherapie
- Klimakuren im Hochgebirge oder an der See (natürliche Fototherapie- und Allergenarmut); sehr wohltuend

Spezielle Therapie

- In der akuten Entzündungsphase Juckreizstillung mit steroidhaltigen Salben oder Antihistaminika
- harnstoffhaltige Externa
- Basissalben/gegebenenfalls alles im Wechsel
- kortikosteroidhaltige Externa in absteigender Stärke (längere Anwendung führt zur Hautschädigung)
- orale Antihistaminika

- Ziel, den Juckreiz zu vermeiden und dadurch das Kratzen und eine Licheninfektion der Haut zu verhindern,
- unterstützende Fototherapie (UVA, VVA1, UVB) zur Rezidivprophylaxe erscheint vielversprechend,
- Gabe von T-Linolensäure

6.5.4 Dermatomykosen

Pilzinfektion der Füße
(Tinea (latein.: Wurm) = unkorrekte, aber international verbreitete Bezeichnung für Pilzinfektion der Haut).

Pilze leben als Saprophyten von abgestorbenen Materialien und als Parasiten von lebender Substanz (aus Sporen entstehen durch Ausstülpung fadenförmige Gebilde, die Hyphen, mehrere aneinandergereihte Pilzfäden, Fadenpilze = Hypomyceten).

Mykosen, die Dermatomykosen verursachen insbesondere Fußmykosen, sind äußerst variable Mikroorganismen, die den verschiedensten physikalischen, chemischen und biologischen Einflüssen unterliegen. Ihre Anpassungsfähigkeit ist enorm und man findet sie beim Menschen, beim Tier, im Erdboden und in der Atmosphäre.

Pathogen-Pilze befallen sowohl die Epidermis als auch Haare und Nägel. Bestehen Mykosen länger, entstehen im Blut Antikörper als Folge einer Antigen-Antikörperreaktion. Diese können auf der Haut allergische Exantheme verursachen, sogenannte Mykide.

Die Doppel-, Super- und Mischinfektionen mit Bakterien tragen nicht gerade dazu bei, einen schnellen Behandlungserfolg zu erzielen.

Fußmykosen sind im Allgemeinen gleichmäßig über die ganze Erde verteilt, bei Männern häufiger als bei Frauen. Fußschweiß fördert die Mykose durch Erweichung der Hornschicht und erleichtert es so den Pilzen, in die Haut einzudringen.

In der Literatur liest man von sogenannten „Pilztauschzentralen“. Damit sind gemeint:

- Schwimmbäder
- Sporthallen
- Umkleidebereiche

- feuchte Sandstrände
- feuchte Wärme

Aber auch ganz alltägliche Dinge geben diesen kleinen pflanzlichen Parasiten die Möglichkeit, sich auszubreiten, z. B.

- luftundurchlässige Schuhe
- nicht saugfähige Strümpfe
- Verwendung alkalischer Seifen
- Ausübung bestimmter Sportarten
- Ausübung bestimmter Berufe
- ungenügende Hygiene
- lokale Antibiotika
- lokale Kortikoide
- Haustiere.

Pilzübertragungen von Mensch zu Mensch sind möglich, aber eher selten, eine sogenannte Verschmutzungs-Übertragung ist häufiger beim

- Anprobieren neuer Schuhe im Schuhgeschäft
- Barfußlaufen auf kontaminiertem Boden
- Betreten feuchter Holzroste (dort kann es sogar zur Vermehrung der Pilze kommen)
- durch Saprophyten, die im Erdboden leben und somit eine weitere Infektionsmöglichkeit darstellen.

Dermatophyten, Hefen und Schimmelpilze sind maßgeblich für die bekannte Fußmykose verantwortlich. Sie kommt unter Beteiligung der Nägel vor

- in den Zehenzwischenräumen
- in den Falten der Unterseite der Zehen
- auf der Fußsohle
- bisweilen sogar auf dem Fußrücken

Auch hier gibt es die durch Pilzantigene ausgelöste Läsionen, welche sich aber in großem Abstand zu den vom Pilz betroffenen Arealen befinden und selbst pilzfrei sind.

6.5.4.1 Dyshidrotische Form der Dermatomykose

Die dyshidrotische Form der Dermatomykose wurde bereits beschrieben (siehe Kapitel 6.5.1.6). Da diese aber die häufigste Form der Dermatomykosen in der Praxis ist, wird sie hier noch einmal ausführlich beschrieben.

Das klinische Erscheinungsbild durch Dermatophyten, Hefen und Schimmelpilze kann sehr ähnlich sein. Daraus wiederum resultieren zahlreiche Formen. Zwei davon sind

- die dyshidrotische Form und
- die trockene Form.

Die dyshidrotische Form der Dermatomykose kennzeichnet sich durch das Aufschließen von Bläschen mit klarem gelblichem Inhalt. Die Bläschen können konfluieren und somit von stecknadelkopfgroß bis zu großen plantaren Flächen ausarten. Nach drei bis vier Tagen kann die Flüssigkeit infolge einer bakteriellen Superinfektion eintrüben. Die Bläschendecke kann durch Reibung oder Mazeration abgehoben werden, darunter wird der gerötete Grund sichtbar, der leicht erodiert ist.
Unregelmäßig begrenzte, polyzyklische Herde haben einen Randsaum aus Zellen der Hornschicht. In der Peripherie entstehen ständig neue Bläschen. Parallel kann eine starke Entzündung bestehen und in subdigitalen Falten können Fissuren auftreten. Starker Juckreiz und Schmerzen sind nicht selten und in unterschiedlicher Intensität begleiten sie die Eruption der Bläschen.

Lokalisation

- im Zehenzwischenbereich
- in den Falten unter den Zehen
- im Fußgewölbe
- am Fußrand
- auf dem Fußrücken nach langer Infektionszeit

Die trockene Form erkennt man am Auftreten einzelner, leicht geröteter, schuppender, manchmal auch hyperkeratotischer Herde plantar der Fußsohle. Einige Bläschen bleiben bestehen, fallen aber weniger auf, weil hier die Epidermis dicker ist. Wenn die Bläschen ausgetrocknet sind, hinterlassen sie kleine ungeschützte Oberflächen oder es konfluieren ganze Herde größerer geröteter Flächen mit einem epidermalen Randsaum. Schmerzhafte Einrisse und ein mehr oder minder starker Juckreiz sind auch hier Bestand.

Diese Form kann von Anfang an trocken bleiben (ohne Bläschen), tritt dann aber mit Schuppenbildung auf. Ihre Lokalisation ist vor allem an den Unterseiten der Zehen und dem Fußgewölbe gegeben.

6.5.5 Diabetes mellitus und Haut

Im Verlauf des Diabetes mellitus kommt es nicht selten zu Hautveränderungen, obwohl diese nicht diabetesspezifisch sind. Als ursächlich gilt, dass Kohlenhydrat- und Fettstoffwechsel sowie die Makro- und Mikroangiophatie beteiligt sind. Nervale und immunologische Störungen werden ebenfalls in der Literatur diskutiert.

6.5.5.1 Angiopathische/neuropathische Hautveränderungen bei Diabetes mellitus

- diabetisches Gangrän
- diabetische Dermopathie
- Bullosis diabetica
- Necrobiosis lipoidica
- Granuloma anulare disseminatum

Infektiös

- Follikulitis
- Furunkulose
- Impetigo
- Erysipel
- Candidamykosen
- Dermatomykosen (inkl. Nagelbeteiligung)
- Pityriasis versicolor

6.5.5.2 Diabetische Blasen

Auftreten: An den distalen Extremitäten (die Haut ist dabei unverändert), alles verläuft ohne wesentliche subjektive Symptome, die Blasen sind prall mit serösem Inhalt gefüllt. Auslöser: Traumen und Licht.

6.5.5.3 Diabetische Dermopathie

Auftreten: Im Schienbeinbereich.
Unterschiedlich große, meist münzförmige, anfangs erythematöse, später braune atrophische Makula mit Verdickung der Kapillarwände (hat Ähnlichkeit mit der Stauungsdermatose).

6.5.5.4 Granuloma anulare

Subtile immunologische Störung im Rahmen eines Diabetes mellitus, begünstigte Hautdefekte durch Bakterien und Pilze (diese Hautdefekte findet man häufig bei adipösen Kranken). Das Granuloma anulare ist eine gutartige chronische, vorwiegend Jugendliche betreffende Erkrankung.

Auftreten:
- an den Akralen
- an den Dorsalseiten der Finger
- an den Händen
- an den Zehen
- an den Füßen

Ihr Aussehen zeigt sich in der Ausbildung derber, sich zentrifugal ausbreitender Papeln, die häufig ringförmig (analus = kleiner Ring) angeordnet sind.

Die Sonderform der subkutanen Knotenform ist gegenüber der Rheumaknoten schwer abzugrenzen. Es besteht kein Zusammenhang zur rheumatischen Erkrankung, aber ein Diabetes mellitus sollte ausgeschlossen werden.

6.5.5.5 Necrobiosis lipoidica (diabeticorum)

Wurde schon als Beispiel in Kapitel 6.3 beschrieben!

6.5.5.6 Bakterielle Infekte

Impetigo, Follikulitis, Furunkel und Erysipel können als Eintrittspforte Interdigitalmykosen, Verletzungswunden oder die Gangrän haben. Hefepilzinfektionen wie auch Fadenpilzinfektionen (Tinea) treten beim Diabetiker gehäuft auf.

Hartnäckige, häufig rezidivierende oder scheinbar therapieresistente Hautdefekte, unabhängig vom Erreger, sollten immer an einen Diabetes als Grundkrankheit denken lassen.

6.5.6 Gangrän (Brand)

Ischämische Nekrose mit *Selbstauflösung* (Autolyse) des betroffenen Gewebes, schwärzliche Verfärbung durch Hämoglobinabbau.

Bei der feuchten Gangrän entsteht eine durch Fäulnisbakterien zersetzte, übelriechende Nekrose. Diese Zersetzung bedingt eine braunschwarze Verfärbung des betroffenen Gewebes.

Bei der trockenen Gangrän führt die Autolyse mit fortschreitender Eintrocknung und Schrumpfung zur Mumifikation. Das Gewebe erhält ein brandschorfähnliches Aussehen.

Das diabetische Gangrän ist die Komplikation des diabetischen Fußsyndroms mit meist feuchter Nekrose. Die diabetische Neuropathie spielt hier die wesentlichste Rolle.

6.5.7 Schweißdrüsen

Hyperhidrosis (Steigerung der Schweißdrüsenfunktion), Anhidrosis (fehlende Schweißdrüsenfunktion) oder Bromhidrosis (Absonderung unangenehm riechenden Schweißes infolge mangelnder Hygiene).

Auch hier spielt die Neuropathie, diesmal die autonome Neuropathie (willentlich nicht beeinflussbare Nerven), eine Rolle. Hier kommt es zur Störung der Schweißsekretion. Es entsteht trockene Haut mit Elastizitätsverlust. Die Haut wird rissig, es dringen Sporen/Bakterien/Viren ein (sogenannte Hypohidrose, verminderte Schweißsekretion).

Durch die Schweißsekretionsstörung kann es zur Überwärmung kommen, da die sogenannte Verdunstungskälte fehlt.

6.5.7.1 Krankheiten der Schweißdrüsen

Funktionelle Störungen der Schweißdrüsen

Klinisch gesehen spielt die Hyperhidrosis (griech.: Hidros = Schweiß) die wichtigste Rolle, aber es gibt auch noch andere Formen.

Oligo- oder Anhidrosis

Bei innersekretorischen Störungen, insbesondere beim Myxödem, als Folge schwerer Wasserverluste des Körpers, beispielsweise nach starkem Durchfall. Bei Anomalien der Haut (z. B. Ichthyosis).

Hypohidrose

Verminderte Schweißsekretion.

Haemhidrosis

Der Schweiß ist hier qualitativ verändert und kann dem Blut beigemengt sein, z. B. bei Malaria, thrombopenischen Krankheiten, schweren Neuropathien.

Chrohidrosis

Ausscheidung eines farbigen Schweißes, z. B. durch Indoxyl (bläulich), Jodintoxikation (rötlich).

Osmidrosis (griech.: osme = Geruch)

Änderung des Schweißgeruchs: Bei verschiedenen Krankheiten Absonderung eines charakteristisch riechenden Schweißes.

Hyperhidrosis

Eine gesteigerte Schweißdrüsenfunktion ist besonders an Händen und Füßen vorhanden.

Bromhidrosis (griech.: bromos = Gestank)
Der Schweiß zersetzt sich, oft im Zusammenhang mit Plattfüßen! Behandlungen ergeben sich aus den Grunderkrankungen.

6.6 Fragen zur Wissensüberprüfung

1. Welche Schweißdrüsenerkrankungen haben Sie kennengelernt? Nennen Sie drei und deren Bedeutung.
2. Welche der Neuropathieformen ist für die Ursache der Schädigung der Schweißdrüsen verantwortlich?
3. Was ist die Gangrän?
4. Welche Bedeutung hat die Gangrän im Zusammenhang mit dem diabetischen Fußsyndrom?
5. Welche Hautveränderungen entstehen durch Diabetes mellitus?
6. Welche Hautveränderung stellen Urtika, Vesikula, Bulla, Pustula, Abszess und Zysten dar?
7. Wie fühlt sich *normale* Haut an?
8. Sind Durchblutungsstörungen am Temperaturunterschied feststellbar?
9. Zu welchen Effloreszenzen zählt der Ulcus?
10. Was sind Effloreszenzen?
11. Wodurch ist die Psoriasis gekennzeichnet?
12. Wie stellt sich eine Nagelpsoriasis dar?
13. Wie stellen sich die Nagelveränderungen durch Lichen ruber planus dar?
14. Was hat die Neurodermitis mit Asthma oder Heuschnupfen zu tun?

6.7 Antworten zur Wissensüberprüfung

1. Hyperhidrosis (Steigerung der Schweißdrüsenfunktion).
   Anhidrosis (fehlende Schweißdrüsenfunktion).
   Bromhidrosis (Absonderung unangenehm riechenden Schweißes).

2. Die autonomen, willentlich nicht beeinflussbaren Nerven.

3. Die ischämische Nekrose mit Autolyse des betroffenen Gewebes.

4. Das diabetische Gangrän ist die Komplikation des DFS mit meist feuchter Nekrose.

5. Keine, aber bei Patienten mit Diabetes mellitus können auch Hautveränderungen auftreten.

6. Erhabene Hautveränderungen.

7. Elastisch, nicht feucht und nicht trocken.

8. Ja! Kalte oder warme Beine und Füße geben immer Aufschluss über entsprechende Durchblutungsstörungen.

9. Zu den vertieften.

10. Durch krankhafte Veränderungen ausgelöste sichtbare Hautveränderungen.

11. Durch epidermale Hyperproliferation und Entzündung.

12. Ölflecken, gelbbraune, scharf begrenzte, subunguale Verfärbung.

13. Longitudinale Streifung, Onychoschisis, Grübchennägel, subunguale Keratose, Onychdystrophie, bis hin zum Nagelverlust.

14. Sie gehört zum gleichen atopischen Formenkreis auf genetischer Basis.

Fragen zur Wissensüberprüfung

15. Welche *Sporen* sind maßgeblich für die Fußmykose verantwortlich?

16. Wo ist die dyshidrotische Form der Dermatomykose zu lokalisieren?

17. Welche ursächlichen Hautveränderungen treten häufig in Verbindung mit Diabetes mellitus auf?

Antworten zur Wissensüberprüfung

15. Dermatophyten, Hefen und Schimmelpilze.

16. Im Zehenzwischenbereich, in den Falten unter den Zehen, am Fußrand, im Fußgewölbe und nach langer Infektionszeit auch auf dem Fußrücken.

17. Angiopathische/neuropathische und infektiöse Hautveränderungen.

7 Clavus

7 Clavus (plural: Clavi)

Lernziele

- Unterscheidung der verschiedenen Clavi-Arten
- Unterscheidung von Keratose, Callositas und Hyperkeratose
- Erlernen der Kurzbeschreibung der Verrucae-Arten

Es gibt zwei medizinische Bezeichnungen für das sogenannte Hühnerauge, die griechische Form (Heloma) und die lateinische sowie englische Form (Clavus).

Medizinisch betrachtet ist ein Clavus eine Wucherung der Stachelzellschicht der Haut. Je tiefer diese Wucherung eindringt und Druck auf die Kapillarnerven ausübt, desto schmerzhafter ist es. Die unterschiedlichen Wucherungen führen zu den verschiedenen Bezeichnungen der Clavi.

Begünstigung der Clavi-Bildung

Falsches Schuhwerk, deformierte Füße sowie anatomisch/statische Fehlbelastungen nach Operationen des Knochengerüsts (Hüfte, Rücken, Knie, Füße, Hallux etc.), mangelnde, fehlerhafte oder gar nicht ausgeführte Krankengymnastik zur Stärkung des Aufbaus der Fußmuskulatur, auch mangelnde Versorgung durch entsprechendes orthopädietechnisch gestaltetes Schuhwerk führen zur punktuellen Belastung einzelner oder mehrerer Knochen am Fuß. Als Beispiel werden die Mittelfußköpfchen im Zusammenhang mit dem diabetischen Fußsyndrom betrachtet.

Beim diabetischen Fußsyndrom kommt es zu propriozeptiven Störungen, zum Ausfall der Schmerzempfindung und der Schutzreflexe. Der diabetische Patient bemerkt durch den Ausfall der schmerzvermittelnden Schutzreflexe nicht, dass sich aus einer Schwiele oder einem Clavus eine Verletzung entwickelt hat oder dass ein Fremdkörper in den Schuhen oder vielleicht auch die Naht der Strümpfe eine Verletzung verursacht hat. Er kann es nicht fühlen! Blasen, Schwielenbildung, Clavus-Bildung – diese Art der Traumatisierung setzt sich unbemerkt so lange fort, bis der Patient *etwas* sehen kann. Mechanische Verletzungen sind die häufigste Ursache des diabetischen Fußsyndroms, die schützende Haut wird zerstört. Es können übergreifende Infektionen auf akrale Blutgefäße die feuchte (diabetische) Gangrän usw. verursachen.

Hier wird wieder einmal deutlich, warum die podologische Arbeit so wichtig ist. Nicht nur, weil der Podologe in der Lage ist, schmerz- und verletzungsfreie Arbeit am Patienten zu leisten (Clavus, Schwielen entfernen ...). Der Podologe hilft, zu kontrollieren. Im Erkennen der Zusammenhänge kann er weitere Empfehlungen geben, so dass auch hier die interdisziplinäre Zusammenarbeit noch einmal erwähnt werden muss.

7.1 Entstehung der Clavi

Bei der Entstehung eines Clavus wird eine gleichbleibende Reibung auf eine fehlbelastete Stelle (Prädisposition) ausgelöst. Parallel dazu erhöht Druck die Intensität der Reibung. Dies löst zunächst eine stärkere Durchblutung der Lederhaut (Cutis) sowie der Unterhaut (Subcutis) aus. Die dadurch entstehende übermäßige Wärme und die zerstörten Gewebeteile müssen abtransportiert werden. Diese Veränderungen in der Grenzschicht sind eine ganz normale Schutzreaktion der Haut. Unter Beteiligung der hypertrophierten Papillen und der Kapillarsprossung unter der Basalmembran wird, durch die Mehrdurchblutung in der unteren Hautzone, die Keimschicht zu einer beschleunigten Zellteilung angeregt. Die Zunahme der kollagenen Fasern im Stratum reticulare bilden die sogenannte Schwiele. Bleibt ein konstanter Druck bestehen, beginnen die Zellen sich in der Tiefe zu verhornen, bilden eine feste Keratinmasse, der Clavus entsteht.

Bleibt der Druck weiterhin konstant, drücken sich die verhornten Zellen (der Clavus) in die Lederhaut, wo sich die Papillen der Lederhaut – flach gedrückt – je nach Druck und Reiz deformieren und vergrößern (Zunahme der Histiozyten im Stratum papillare). Verdichtet sich das Netz der kollagenen Fasern und befindet sich der Clavus über einer knöchernen Stelle, kann der Kern des Clavus einen Schmerz durch Druck auf das Periost auslösen. Perineurale Vernarbungen der sensiblen Nervenfasern sind für diesen Schmerz verantwortlich. Durch den anhaltenden Reiz kann es zu entzündlichen Erscheinungen kommen, was im Korium den gleichen Abwehrmechanismus wie beim Eindringen von

Fremdkörpern in die Haut auslöst. Beim Diabetiker sind die Stoffwechselstörungen und häufig die Kombination mit einer Durchblutungsstörung verantwortlich dafür, dass die körpereigene Abwehr nicht mehr funktioniert. Für den Patienten und den Podologen ist die Zusammenarbeit mit dem Arzt unerlässlich.

7.2 Behandlung der Clavi

Erfolgen kann die Behandlung der Clavi

- mechanisch
- maschinell oder
- medikamentös

Hier soll keine Behandlungsweise festgelegt werden, da die Kriterien bei der Behandlung von Clavi so vielfältig sind wie die Möglichkeiten, die es dafür gibt.

Einige wenige werden im Verlauf des Textes erwähnt, sollen aber die Möglichkeiten durch die heutige moderne Technik, die unterschiedliche Anwendung von Medikamenten/keratolytischen Behandlungsmaßnahmen, Druckentlastungen, Reibungsschutz, Schuhzurichtungen etc. nicht auf die hier genannten Verfahrensweisen beschränken. Die verschiedenen Möglichkeiten sollten je nach Angebot im Unterricht vermittelt werden.

7.3 Clavi-Arten

Es werden neun verschiedene Arten von Clavi genannt. Die internationale medizinische Nomenklatur von Ruck stellt folgende Bezeichnungen zur Verfügung:

1. Clavus durus Cd
2. Clavus mollis Cm
3. Clavus vascularis Cv
4. Clavus neurovascularis Cnf

5. Clavus neurofibrosus Cnf
6. Clavus papillaris Cp
7. Clavus miliaris Cmil
8. Clavus subunguales Cd subung
9. Clavus spina Csp

Die Clavi Cnv und Cnf sind für Ungeübte leicht mit einer Verrucae zu verwechseln.

1. Clavus durus – Hartes Hühnerauge – Cd

- Fester, glasig aussehender Hornkonus (Hornkegel)
- meist rund, kommt aber auch in anderer Form oder als Kranz vor,
- nach Abtragen der ersten Hornschicht wird die Stelle des Cd weiß und vollflächig abgezeichnet.

Auftreten:

- Zehenrücken II - V, besonders PIP (proximales interphalangeales Gelenk)
- Zehengrundgelenke I – V
- Fußsohle
- MTK-Bereiche
- Fersen
- subungual (unter der Nagelplatte)
- im Nagelfalz

Behandlung:
Der sichtbar gewordene Kern, der sich nach dem Abtragen der Hornhaut (Callositas) zeigt, kann z. B. mit dem Skalpell gelöst und mit Hilfe der Hautzange herausgehoben werden; mehrere Arbeitstechniken führen zum Ziel. Wird der Clavus mit Fräsern behandelt, ist dabei zu beachten, dass der Fräser immer von innen nach außen geführt wird.

Beim Clavus durus subunguales (Cd subung) wird die Nagelplatte an der Stelle, unter der sich der Clavus befindet, ausgefräst oder entsprechend anders freigelegt, um an den Kern zu gelangen und ihn herauslösen zu können.

2. Clavus mollis – Weiches Hühnerauge – Cm

- Durch Mazeration entsteht aus dem Clavus durus ein weicher Clavus, ein Clavus mollis
- entstanden durch seitlichen Druck und feuchte Zwischenzehenräume
- durch Aneinanderdrücken und -reiben der benachbarten Zehe entsteht oft auch an dieser Zehe ein Clavus

Auftreten:
Zwischen den Zehen

Behandlung:
Abtragen der meist mazerierten Haut, welche sich durch ringförmige Hautschichten leicht mit einem spitzen Skalpell lösen lässt, um sie anschließend mit der Hautzange herauszunehmen.

3. Clavus vascularis – Hartes Hühnerauge mit Kapillarerweiterung – Cv

- Kapillaren haben sich bis in die Hornschicht eingeschoben,
- Kapillare haben oft keine Verbindung zum Korium mehr,
- braun-rote Punkte, die durch Verschiebung der Hornschichten als feine braun-rote Streifen sichtbar werden, sogenannte Kapillareinblutungen,
- regelmäßige Kapillarerweiterungen

Auftreten:
An allen extrem belasteten Stellen des Fußes

Behandlung:
Vorsichtiges Abtragen (möglichst ohne Druck und Verletzungen) der Hornschichten, da diese Clavi meist sehr schmerzhaft sind. Hornhautlösende Packungen können ebenfalls angewendet werden.

4. Clavus neurovascularis – Hartes Hühnerauge mit Nervenenden und Blutgefäßen – Cnv

- Kapillaren und Nervenenden sind in die Lederhaut eingedrungen,
- Verhornung ähnlich wie bei Cd, jedoch nicht einheitlich tief

- unregelmäßige Kapillarerweiterungen
- starke Schmerzen durch Nervenenden, insbesondere bei seitlichem Druck
- aufgrund der unregelmäßigen Vertiefung kann es schnell zu Blutungen während der Behandlung kommen.

Auftreten:
- Zehenrücken
- Fußsohle, an MTK-Bereichen
- Zehenkuppen Apex
- interdigital

Behandlung:
Vorsichtiges Abtragen (möglichst ohne Druck und Verletzungen) der Hornschichten, da diese Clavi meist sehr schmerzhaft sind. Hornhautlösende Packungen können ebenfalls angewendet werden.

5. Clavus neurofibrosus – Hühnerauge mit Bindegewebseinlagerungen und Nervenenden – Cnf

- Flächenmäßig ausgedehnt
- festes Gewebe
- haftet an der Lederhaut
- Hornhaut meistens mit Kapillarerweiterungen und Nervenenden
- Folge = Druckschmerz

Auftreten:
- plantar
- Phalangealgelenk der Großzehe
- Metatarsalgelenk I
- Phanlangealgelenk V

Behandlung:
Die für den Patienten meist sehr schmerzhafte Behandlung kann durch die Arbeit mit der Turbine fast druck- und schmerzfrei erfolgen.

6. **Clavus papillaris – Hühnerauge mit erweiterter Hautpapille – Cp**
   - Erweiterte Hautpapille, chronisch
   - In tieferen Schichten Erweichung des Kerns
   - Von der Lederhaut getrennt durch eine Bindegewebshülle befindet sich unter der Verhornung entweder eine gallertartige (elastisch-steife) Masse oder ein Hämatom.
   - Es kommt schnell zu einer starken Blutung, wenn die Bindegewebsschicht verletzt wird.

Auftreten:
- Interdigitalbereich in Kombination mit Cm
- Fußsohle
- Zehenrücken

Behandlung:
Ein fast schmerzloses Entfernen des Kerns ist möglich, da dieser im unteren Teil erweicht ist.

Die Trennung der Lederhaut ist bereits durch die vorab erwähnte gallertartige Masse oder das Hämatom erfolgt. Ist alles ausgeräumt, kann der nun entstandene kleine Kanal mit einer Lösung ausgeschwemmt werden.

7. **Clavus miliaris – Hirsekörner – Cmil**
   - Hirsekornartige Verhornung
   - Gehäuft an einer Stelle zu finden
   - Wahrscheinlich stoffwechselbedingte Fehlverhornungen
   - Fast immer schmerzlos

Auftreten:
Oberflächlich auf der ganzen Fußsohle (plantar) oder am seitlichen Außenrand der Fußsohle, auch an nicht belasteten Stellen, wie z. B. im Längsgewölbe.

Ein ähnliches Aussehen mit großflächiger Ausbreitung haben die Palmoplantarkeratosen!

Behandlung:
Die Haut mit Hornhautweicher aufweichen. Anschließendes Herauslösen der Kernchen mit Skalpell, Fräser oder Hautzange etc.

8. Clavus durus subunguales – Hartes Hühnerauge unter der Nagelplatte oder im Sulcus – siehe Clavus durus

9. Clavus spina – Dornschwiele – Csp

- Eher stab- als kegelförmiger Kern
- Glasiges Aussehen
- Weißer Rand

Auftreten:
Plantar, an der Fußsohle. Großflächiger Clavus

Behandlung Clavus durus subunguales und Clavus spina:
Die Verhornung sollte herausgearbeitet werden, besonders ist, wie bei allen Clavi, auf den Rand zu achten, der möglichst eine Ebene mit der *normalen* umliegenden Hautpartie bilden sollte.

Allen Clavi ist gemein, dass sie begrenzt sind. Je nach äußerer Einwirkung und Lage aber kann ein Clavus nicht nur typisch *kreisförmig* (rund), sondern auch nur halbrund erscheinen. An der dorsalen Seite des Digitus V kommt dies sehr häufig vor. Ebenso kann ein Clavus spina plantar im Bereich z. B. des MTK II seitlich unter bzw. neben dem MTK II gebildet werden. Es stellt sich dann halbmondförmig dar. Dies entsteht vermutlich dadurch, dass die Haut bei diesen Patienten sehr faltig erscheint, einen fast schon zu elastischen Eindruck vermittelt, also nicht glatt und gleichmäßig ist.

Die einheitliche Vorgehensweise bei der Behandlung von Clavi sei an dieser Stelle noch einmal erwähnt:

Vorsichtiges Abtragen der verhornten Stellen ohne Abreißen dieser Hornschichten oder Teilchen, möglichst ohne Verletzungen, gegebenenfalls mehrere Behandlungseinheiten wählen, ätzende Medikamente, Laugen oder Säuren sollten/dürfen/müssen nicht aufgetragen werden. Werden Druckentlastungspolster oder andere Materialien zum Schutz angebracht, ist auf die Durchblutung zu achten. Sie darf durch fehlerhaftes Anbringen nicht abgeschnürt werden.

7.4 Keratose, Callositas, Hyperkeratose

Eine Keratose ist im Sinne der krankhaften Verhornung aus podologischer Sicht zu unterscheiden:

- Einfache Parakeratose, bei entzündlichen Hautkrankheiten
- Mittelmäßige Verhornung durch raschere Abstoßung der Hornhaut, z. B. nach Sonnenbrand
- Übermäßige Verhornung, sogenannte Hyperkeratose als festhaftende, regelrechte Verhornung (Hyperorthokeratose), z. B. Clavus, Schwiele (Callositas), Hauthorn, Ichthyosis
- Lockere Schuppung (Hyperparakeratose)
- Abartige Verhornung. Die Hornzellen enthalten noch ihren Kern (Folge entzündlicher Dermatosen, z. B. Psoriasis).

Schwiele
Aus podologischer Sicht ist sie die umschriebene Hyperkeratose, die sich durch wiederholende mechanische Traumen ausbildet. Callositas ist die Bezeichnung für Schwiele.

Normalerweise werden Teile der Hornschicht ständig abgestoßen.

Parakeratose
Unvollkommene, verlangsamt ablaufende Verhornung, also eine sogenannte Hypo-Funktion der Epidermiszelle. Die Zellen der Hornschicht ballen sich immer mehr zusammen und werden zu großen Verbänden.

Der Verhornungsprozess ist dadurch gestört, weil sich die Stachelzellen nicht in Hornzellen umbilden.

Hyperkeratose
Bei der Hyperkeratose findet eine Überproduktion statt. Das Stratum corneum nimmt an Breite um ein Vielfaches zu. Als Prototyp wurde hier immer die Ichthyosis (Fischhaut) genannt. Diese sieht aus, als wäre die Haut mit Hautplatten belegt.

Bei der Hyperkeratose scheint die Verhornung *überstürzt* vor sich zu gehen, denn oft fehlt bei Hyperkeratose das Stratum granulosum und das Stratum lucidum. Zwar kommt es hier auch zur Hornbildung, aber die Hornschicht wird quantitativ und nicht qualitativ verändert. Dieser Vorgang scheint ein überstürzter/schnellerer Weg zu sein.

Keratohyalin und Eleidin sind die chemischen Vorstufen des Keratins.

7.5 Verrucae (Warzen)

Verrucae sind benigne infektiöse Papillome. Hyperplasie der Papillen und der darüberliegenden Epidermis führen zu umschriebenen derben, über das Hautniveau erhabenen Effloreszenzen mit rauer unregelmäßiger Oberfläche. Humane Papillomviren (HPV) bewirken die infektiöse benigne Hyperkeratose.

Es gibt 70 isolierte Typen. Die für den Podologen relevanten Typen sind die HPV-Typen 1, 2, 3 und 4.

Mit zunehmender Verhornung wird die Oberfläche immer rauer und bildet eine grau-gelbe Hyperkeratose.

HPV-Typ 1	Solitäre Plantarwarzen (Dornwarzen)
HPV-Typ 2 oder 4	Verruca vulgaris
HPV Typ 3 und 10	Verruca plana juvenilis

Bei allen Warzenarten handelt es sich um eine Virusinfektion der Keratinozyten. In den Läsionen werden immer wieder neue Viren produziert. Prädispositionsfaktoren sind

- Durchblutungsstörungen mit bläulichen Verfärbungen (Akrozyanose)
- Hyperhidrose (vermehrte Schweißbildung)
- Immunstörungen, Immunsuppression
- Störung der Barrierefunktion der Haut (z. B. durch Ekzeme)

Die Ausbreitung der Warzen und ihre Hartnäckigkeit sind weitgehend abhängig vom zellulären Immunstatus.

Warzenformen
- kalottenförmig, papillomatös
- filiforme (an Augenliedern)
- subunguale Warzen

Bei den subungualen Verrucae kann es zu tumorartigem, schmerzhaftem Wachstum kommen.

Die Verrucae treten einzeln oder zahlreich auf, ihre Ausbreitung kann innerhalb von Wochen oder erst nach Jahren erfolgen. Genauso lange dauert allerdings auch die sogenannte Spontanheilung.

Die Therapieformen sind so vielfältig wie unwirksam. Jeder anzuwendenden Therapie scheint ein bisschen der Faktor *daran glauben* anzuhaften. Somit hat jeder seine eigene Therapie aus den Angeboten gewählt und dies führt nicht selten zum Erfolg.

Natürlich sind schwerwiegende Formen, die der Podologe meist auch gar nicht zu Gesicht bekommt, mit ganz speziellen Therapien zu behandeln!

7.6 Fragen zur Wissensüberprüfung

1. Welche Clavi-Arten gibt es?

2. Gibt es einen Unterschied zwischen Hyperkeratose und Callositas?

7.7 Antworten zur Wissensüberprüfung

1. | | |
   |---|---|
   | Clavus durus | Cd |
   | Clavus mollis | Cm |
   | Clavus vascularis | Cv |
   | Clavus neurovascularis | Cnv |
   | Clavus neurofibrosus | Cnf |
   | Clavus papillaris | Cp |
   | Clavus miliaris | Cmil |
   | Clavus subunguales | Cd subung |
   | Clavus spina | Csp |

2. Die Callositas ist eine umschriebene Hyperkeratose, die sich durch sich wiederholende Traumen entwickelt. Bei der Hyperkeratose findet eine Überproduktion statt. Diese kann dann auch großflächiger auftreten.

8 Das Unterscheiden der Nagelerkrankungen

8 Das Unterscheiden der Nagelerkrankungen

Lernziele

- Erfassen des Nagelaufbaus
- Unterscheidung der Nagelfarben
- Erkennen der Nagelerkrankungen

8.1 Nagelerkrankungen

Aussehen, Farbe, Struktur und Veränderungen in der Form der Nägel sind die Grundlagen für weitere Fragen zur Anamnese. Hypothesen, die durch eine gesicherte Anamnese bestätigt werden, lassen erst dann eine optimale Behandlung mit Behandlungserfolg zu. Die Aussage: „Alter Patient, alte Nägel! Da kann man nichts machen!“, ist ebenso inakzeptabel wie die immer wieder genannte Diagnose *Onychomykose*.

Jahrelang werden Patienten mit allen möglichen Mitteln der Pharmaindustrie therapiert, einschließlich der damit verbundenen Nebenwirkungen und ohne Aussicht auf Erfolg für ein verbessertes Nagelbild, jedoch mit dem Hinweis, dass nach einiger Zeit keine Mykose mehr nachweisbar ist. Der Patient sieht selbst aber immer noch seinen teils stark onychierten Nagel, also keinen Erfolg.

Das liegt daran, dass verschiedene Erkrankungen verschiedene Auswirkungen auf die Nagelplatte haben. Brüchigkeit, Unebenheiten, Spalten und andere Beschwerden können eine Mykose durchaus ausbreiten lassen. Dennoch ist die Nagelerkrankung keine Onyochmykose, sondern eine Nagelveränderung, gegebenenfalls mit einer Onychomykose, die beispielsweise durch eine Erkrankung im Körper entstanden ist. So ist es nicht verwunderlich, dass bei solch einem Befund die vorhandene Mykose so schnell behandelbar ist. Bei der *echten* Onychomykose gibt es *mehr zu tun*.

Alle Nagelveränderungen geben Aufschluss über verschiedene Erkrankungen, die man durch die Anamnese in Erfahrung bringen kann. Nur dann besteht die Möglichkeit, dem Patienten einen eventuellen Behandlungserfolg mitzuteilen. Die Erwartungshaltung des Patienten an den Podologen und dessen Leistung wird somit besser umsetzbar. Die richtige Aussage sollte lauten: „Ältere gesunde Patienten haben auch gesunde Nägel!"

Wenn keine gesunden Nägel sichtbar sind, ist zwischen einem veränderten normalen und einem veränderten krankhaften Nagelbild zu unterscheiden! Das unterschiedliche Nagelwachstum kann durch Alter, Beruf, Ernährung und Erkrankungen sowie äußere Einwirkungen beeinflusst werden. Eigenverletzungen wie Nagelkauen oder Kutikulareißen verursachen Nagelveränderungen, die von den Erkrankungen (Leistenbildung, Nagelablösungen, Pilzinfektionen, Paronychien durch Eigenverletzungen) zu unterscheiden sind.

Altersbedingt kann es zu einer Verdickung der Nagelplatte kommen. Längliche Leisten auf der Nagelplatte können auch als normal betrachtet werden. Differenzialdiagnostisch wäre zu klären, ob dies auf einen chromosomaten oder kongenialen Defekt hinweist.

Berufsbedingt kann der Patient mit ganz unterschiedlichen Gegebenheiten in Kontakt kommen, die eine Nagelveränderung verursachen können. Ebenso können auch Freizeitgestaltungen, Hobbys und Sport zu Nagelveränderungen führen.

Brüchigkeit, Weichheit oder andere Nageldystrophien gelten allgemein als ernährungsbedingte Störung.

Der Spaltnagel z. B. stellt zwanghafte Ernährungsgewohnheiten (Diät) dar. Ohne die sehr schwierigen klinischen und biomechanischen Analysen im Plasma für den nötigen Nachweis kann eine Diagnose nicht gestellt werden. Erfragte Lebensumstände lassen lediglich einen Verdacht auf fehlerhafte Ernährung zu.

Mit der Ernährung ist die unzureichende Versorgung der Nägel mit Makro- und Mikrobestand leichter zu erklären, die bei bestimmten Systemerkrankungen vermindert sind, was als ernährungsbedingte Störung angesehen werden kann. Das muss jedoch nicht bedeuten, dass sich der Patient falsch ernährt.

Parallel dazu müssen Hauterkrankungen genannt werden, die sowohl Nagelveränderungen verursachen als auch familiär bedingt sein können.

Bekannte Grunderkrankungen (Herz, Leber etc.) zeigen zum Teil ganz typische und kombinierte Nagelveränderungen. Äußere Einflüsse, sogenannte Traumen (Verletzungen, Druck, Stoß etc.) lassen *untypische* Möglichkeiten oder Kombinationsmöglichkeiten zu.

Sind alle oder nur einzelne Nägel betroffen? Handelt es sich um eine systemische oder eine lokale Ursache?

Sichtbefunde sind:

- Nagelform (Wölbung, Uhr, Löffel, dick, dünn, gerade, krumm etc.)
- Nageloberfläche (glatt, rau, körnig, krümelig, brüchig, Grübchen, Furchen, Spaltung etc.)
- Nagelfarbe (rot, rosa, weiß, blau, lila, grau, grün, gelb, braun etc.)

8.2 Aufbau des Nagels

Bevor die Nagelerkrankungen aufgezählt und in Verbindung mit diversen Krankheitsbildern gesetzt werden, wird hier zum besseren Verständnis die Anatomie des Nagels kurz erwähnt.

Der Nagel (griech.: Onych(o); latein.: Unguis) ist eine 0,5 bis 0,7 mm dicke Keratinscheibe (Hornplatte) aus bis zu 150 Hornzellschichten. Diese Hornplatte ist nach lateral und medial vom Nagelfalz (Perionychium) und nach proximal von der Nageltasche umgeben. Die Hornplatte bzw. der Nagelkörper (Corpus unguis) steckt proximal in der Nageltasche und sitzt einem epithelialen Nagelbett (Lectulus) auf. Die Neubildung des Nagels sowie auch die Verhornung erfolgen in dieser Epidermis.

In der Nageltasche befindet sich der größte Teil der Nagelwurzel (Radius unguis), die neu aus der Keimschicht entsteht, der Matrix unguis (Nagelentstehung/Geburt). Der Halbmond (Lunula) am proximalen Nagelende ist der sichtbare Teil dieser keratogenen Zone (Nagelwurzel). Dies wiederum bedeutet, dass die Nagelplatte nur auf dem Nagelbett entlanggleitet. Das Epithel des Nagelwalls (Paronychium oder Vallum unguis), das sich seitlich auf den Nagelrand und proximal auflegt, nennt man Eponychium. Das Nagelhäutchen (Kutikula/Cuticula) ist die freie Kante des Eponychiums nach proximal. Das Hyponychium ist das Epithel des Nagelbetts (Lectulusepithel) und als Übergang in die

Epidermis dient es als Unterlage bis in den freien Nagelrand (Margo liber, marge = Rand; liber = frei). Dieses Ende des Hyponychiums ist stärker verhornt und wird als so genanntes Sohlenhorn bezeichnet.

Die Sulci gehören nicht zum Nagelaufbau und sind lediglich bei der Behandlung als Sulcus (Furche) wichtig, da diese entsprechend gesäubert oder behandelt werden müssen (der Nagelwall oder der Nagelfalz als solches ist kein Sulcus). Es gibt spezielle Erkrankungen am Nagelwall (Paronychia), und der Unguis incarnatus z. B. wächst meistens mit dem seitlichen Bereich in den Nagelfalz, reizt dadurch den Nagelwall und führt zur Paronychia.

Die Nagelwachstumsgeschwindigkeit von der Basis bis zum freien Rand beträgt 0,5 bis 2 mm bei

Kindern	6 bis 8 Wochen
Jugendlichen	8 Monate
Erwachsenen	6 Monate

Verlangsamt sich das Wachstum am gesunden Nagel, wird trotzdem dieselbe Menge an gebildetem Nagelmaterial verschoben. Dadurch werden Nägel dicker. Ein verlangsamtes Wachstum

- kann genetisch bedingt sein
- ist altersabhängig
- kommt häufiger bei Frauen vor
- kommt bei Immobilität vor
- kommt bei besonderen Erkrankungen vor
- durch Stillstand nach schweren Infektionen (Querfurchen)

Schnelleres Wachstum kommt vor
- nach Traumen
- bei Hauterkrankungen, z. B. Psoriasis

8.3 Veränderungen am Nagel

Nagelerkrankungen entstehen durch angeborene Nagelveränderungen:

- Anonychie (komplettes Fehlen der Nägel)
- Nagelatrophie (teilweises Fehlen der Nägel)
- Großzehennageldystrophie der Kindheit
- Pachyonychia congenita (autosomal-dominante Verdickung der Nägel)
- Yellow-Nail-Syndrom (gelbe, langsam wachsende Nägel, verursacht durch Fehlbildungen der Lymphgefäße und Chylothorax (Lymphflüssigkeit, die aufgrund verschiedener Ursachen entsteht, z. B. im Brustfell/Plura)

Nagelveränderungen bei Hauterkrankungen:

- Psoriasis vulgaris (Tüpfelnägel, Onycholyse, Krümelnägel)
- Lichen ruber planus (Längsriffelung der Nagelplatte, Nagelverdünnung, Pterygiumbildung, Nagelverlust)
- Alopecia areata (Grübchen oder Längsrillen), kreisrunder Haarausfall/Nagelveränderungen
- Vitiligo (Tüpfelnägel), weiße pigmentfreie, größer werdende Flecken in der Haut, z. B. bei Diabetes mellitus
- Naevuszellnaevus, malignes Melanom (bräunliche bis schwärzliche Verfärbungen des Nagels

Nagelveränderungen bei Systemerkrankungen:

- Bei schwerer Beeinträchtigung des Allgemeinbefindens: Beau-Reil-Furchen (transversale Furchen, Einsenkungen in allen Nägeln auf gleicher Höhe)
- bei Eisenmangelanämie: Koilonychie (löffelartige Konkavität)
- bei Lebererkrankung oder Hypalbuminämie: Leukonychie (weiße Nägel)
- bei Entzündungen, Erythrodermie, Trauma usw.: Onychomadese (totale Ablösung der Nägel)

Nagelveränderungen bei lokalen Infektionen:

- Paronychie (akute, schmerzhafte Entzündung des Nagelwalls, hervorgerufen durch Streptokokken, Staphylokokken, Pseudomonas oder Candida)
- herpetische Paronychie (Verschleppung von Virusmaterial bei z. B. Gingivostomatitis herpetica (Herpes simplex-Virus Typ T), häufigste Erkrankung nach Primärinfektion im Kindesalter

Traumatische Nagelveränderungen:

- Ungues incarnati (eingewachsene Nägel durch inkorrekte Nagelpflege und unpassende Schuhe),
- subunguales Hämatom (DD malignes Melanom, Naevuszellnaevus, Infektionen mit Pseudomonas aeruginosa (bildet Farbstoffe/vielgestaltige Entzündungen und Eiterungen, z. B. blau oder grün)
- Tinea unguium

8.4 Nagelveränderungen in Form von Linien, Furchen, Grübchen, Tüpfeln, Perlbildungen, Dellen

Beau Reil-Furchen

Der französische Arzt Joseph Honoré Simon Beau hat 1846 erstmals transversale Furchen an den Nägeln beschrieben. Diese Furchen, die auf eine zurückliegende Erkrankung hinweisen können, sollten mindestens an allen Zehennägeln eines Fußes oder aber an beiden Füßen zu sehen sein.

Es wird gesagt, dass diese Furchen durch Fieber, das bis zu einer Woche andauern kann, oder durch eine Chemotherapie hervorgerufen werden kann (weitere Erkrankungen sollen hier in diesem Zusammenhang nicht erwähnt werden). Erkrankungen, die mit der Bildung der Beau-Reil-Furchen zusammenhängen, können bis zu zwölf Monate zurückliegen, bevor diese sichtbar werden. Gelegentlich kann auch Zinkmangel die Ursache sein.

Koilonychie (griech.: Koilos = Löffel)
Bei der Koilonychie wird der Nagel zunehmend flacher und entwickelt später eine Delle. Es gibt zahlreiche Ursachen für eine Koilonychie:

- Bei Eisenmangel ist der Nagel weicher und dünner, was sicherlich mit dem Ernährungszustand zusammenhängt und der dadurch zu geringen Zufuhr von schwefelhaltigen Aminosäuren.
- Insulin und Wachstumshormone müssen in ausreichender Menge vorhanden sein, um die Zufuhr von schwefelhaltigen Aminosäuren zur Ausbildung einer normalen Keratinplatte in die Zellen zu gewährleisten.

Faktoren für die Entstehung einer Koilonychie sind:
- Eisenmangel
- Mangel an schwefelhaltigen Aminosäuren
- männliche Diabetiker (15- bis 20-jähriger Verlauf)

Ungewöhnlich oder selten sind:
- Raynaud-Erkrankung (Gefäßkrämpfe: anfallartige Ischämiezustände, ausgelöst durch Kälte oder Stress)
- entwicklungsmäßige Abnormität

Weitere ernährungsbedingte Normabweichungen sind z. B. langfristige Vitamin C- und B_2-Mangelzustände sowie der Mangel von divalenten Ionen wie Magnesium oder ein abnormer Kalziumanstieg mit ungleichmäßiger Verteilung (Robinson und Brooks 1974), die zu einer Koilonychie führen können. Die hierfür nötigen Untersuchungen, wie z. B. beim Zinkmangel, sind aber noch nicht ganz eindeutig.

Trotzdem lassen brüchige Nägel als Diagnose auf einen Ernährungsmangel schließen, allerdings nicht nur wegen falscher Ernährung. Bei Systemerkrankungen älterer Menschen kommt es zu einer verminderten Aufnahme der wesentlichen Makro- und Mikrobestandteile in der Ernährung.

Brüchige Nägel können auch ein Zeichen für häufigen Wasserkontakt sein. Nagelabflachungen, Brüchigkeit oder ein milchigtrübes Aussehen können bei der Arteriosklerose auftreten.

Nägel bei gestörter Durchblutung:

- Arteriosklerose: Trübung, zunehmende Nagelablösung
- Raynaud-Syndrom: Brüchigkeit, Ablösung des Nagels
- onycholytische Pterygiumbildung (Nagelhäutchen wächst über die Nagelplatte): Längsriffelung
- Sklerodermie (Gefäß- und Bindegewebe): zusätzlicher Befall des Weichteilgewebes in Verbindung mit Raynaud-Syndrom
- Yellow-Nail-Syndrom: lymphatische Abflussstörung

Nägel bei dermatologischen Veränderungen, z. B.

- Fingernägel mit Tüpfelbildung. Onycholysen und entzündliche Zeichen deuten auf eine Psoriasis hin, pathognomisch dagegen ist das sogenannte Ölflecken-Phänomen.

An den Zehennägeln zeigen sich häufig:

- Hypertrophie des Nagelbetts: Zellvolumenzunahme kann Ursache der Verdickung und Entstellung der Nagelplatte sein
- fehlende Nukleolyse oder Parakeratose der Nagelplatte: führt zu weichen oder gefleckten Arealen und gelegentlich zum Verlust der Lunula
- Tüpfelbildung: Grübchen bilden sich durch Gruppen parakeratotischer Zellen (weichen auf)
- Onycholysen: entweder ganz auf den distalen Rand beschränkt oder generalisierend auftretend
- kleines Areal lateraler Onycholysen mit wenigen Grübchen (manchmal das einzige Zeichen einer Psoriasis)
- Perlschnurbildung auf den normalen Leisten des Nagels mit fehlender Lunula deuten auf eine kardiovaskuläre Erkrankung hin (häufig an Großzehennägeln bei Diabetes-Patienten, die nicht insulinpflichtig sind und häufig Herzbeschwerden angeben. Gleichzeitig kann auch eine Schilddrüsenunterfunktion vorliegen)
- pigmentierte Leisten
- Perlschnurbildung, allerdings größer. Kleine, perlenförmige, in einer Reihe von proximal nach distal befindliche Veränderungen zwiebelförmiger Anordnung, auch als Regentropfenphänomen bezeichnet: bei Schilddrüsenüberfunktion (Hyperthyreose)

Man sollte es *unterlassen*, von einer Nagelveränderung auf eine Krankheit zu schließen. Man sollte es *beherrschen*, nach der aufgenommenen Anamnese auf eine vorliegende Nagelerkrankung zu schließen.

8.5 Farbe der Nägel (Chromonychien)

In der Podologie sollte die Farbe der Nägel mit den vom Patienten angegebenen Systemerkrankungen verglichen und abgeklärt werden. Oft wird viel zu oft eine Fehldiagnose bei Nagelerkrankungen gestellt, was wiederum dazu führen kann, dass eine eingeschlagene Therapie unwirksam ist.

Nicht alles, was gelb, weiß, braun, schwarz oder grün ist, stellt eine Onychomykose dar! Man sollte aufgrund der aufgenommenen Anamnese in der Lage sein, Differenzierungen zu erkennen und sie mit den vom Patienten angegebenen Krankheitsbildern in Verbindung zu bringen. Ansonsten bleibt der Therapieerfolg aus und es kann keine interdisziplinäre Zusammenarbeit entstehen.

Die Chromonychien sind also im Zusammenhang mit allgemeinmedizinischen Erkrankungen zu sehen. Zum einen sind die Dicke der Nagelplatte und ihre Transparenz wichtig, zum anderen sind es die Blutzufuhr und Blutzusammensetzung. Als Beispiel können periphere vaskuläre Erkrankungen an den Nagelplatten ein verlangsamtes Wachstum und eine Dystrophie zeigen, wodurch die Nagelplatten dicker und trüber werden. Des Weiteren können Chromonychien mit dem Beruf des Patienten zusammenhängen. Im Allgemeinen sind die Leukonychien die häufigsten Farbveränderungen. Andere Farbveränderungen, die im Nagelbett oder in der Nagelplatte entstehen, können auch auf endogene, also auf im Körper entstehende Erkrankungen zurückgeführt werden.

8.5.1 Farbveränderungen

- blass: bei Anämie/Pankreasschädigung
- bläulich: bei hohem Anteil an reduziertem Hämoglobin
- *blutfarben*, wie z. B. bei Billrubin und Karotin etc.
- Yellow-Nail-Syndrom: Lymphgefäßerkrankungen
- gelbliche oder dunklere Eintrübungen und Körnelung: bei Darmerkrankungen
- lila: bei koronarer Herzerkrankung
- intensiv rosafarbene sehr dünne Nägel ohne Lunulae mit Nagelabflachung können auf Herzprobleme hinweisen, werden aber auch in Zusammenhang mit Mangel von Vitamin B und C sowie Eisen und Protein gebracht
- graue Nägel bei chronischen Herzerkrankungen
- braune Zonen am distalen Nagel bei Nierenschädigung
- Pigmentierung des gesamten Nagels bei unbehandelter Psoriasis (sieht schwarz aus)
- Pigmentierungen multifaktoriell (durch viele Einflüsse bedingt) auch bei Menschen mit dunklerer Hautfarbe
- Pigmentierungen häufig nach Einnahme von Tetracycline bei Atemwegserkrankungen
- streifenförmige Längsfärbung: Melanochia stricta (Melan = schwarz, stria = Streifen). Diese wachsen nicht aus der Nagelwurzel heraus. Bitte immer vom Arzt abklären lassen! Mögliche Ursachen können ein Pigmentzellnaevus oder auch ein bösartiges Melanom sein
- schwarze, sichtbare, im proximalen Bereich anzutreffende Veränderungen lassen auf eine diskrete Paronychie der Nagelbasis schließen

Leukonychien

- totale Weißfärbung, z. B. bei Nierenerkrankungen
- weiße Querstreifen, z. B. nach Vergiftungen, Fieber
- weiße Längsstreifen meist idiopathisch (nicht nachweisbar)
- weiße Tüpfeln, z. B. häufig nach Trauma
- weiße Bänder: Muerckes weiße Bänder, siehe Querstreifen
- weiße Psoriasis-Nägel

Farbkombinationen

- rot-weiß: durch vermehrte Durchblutung und proximal weiße Verfärbung ohne Lunula: Leberschaden
- half and half nail (rot-weiß): alkoholtoxische Leberleiden
- weiß: Aspergillus-Infektion (Gießkannenschimmelpilz)
- gelb: Skopulariopsis (Gattung Schimmelpilz)
- gelb-braun: Tinea unguium oder unguis = Onychomykose
- braun oder schwarz: bei Onychomykose-Infektion
- grün: bei Pseudomonas aeruginon (Bakterienart, häufig bei Patienten mit geschwächtem Allgemeinzustand, z. B. nach OP, blau-grüne oder blaue Eiterbildung).

Exogene Dyschromien, entstehen durch die Anwendung von:

- Silbernitrat, Albothyl
- Kosmetika
- berufsbedingte Verletzungen, z. B. bei Frisören
- bei Verletzungen
- grün bei vorgeschädigtem Nagel: exogenes Pigment

8.6 Familiär bedingte Defekte am Nagel

- Brachyonychie/Mikroonychie
  z. B. beim Down-Syndrom (Trisomi 21): häufig verkürzte Nägel, abnorme longitudinale Furchen, häufig schlechte Ausbildung der Lunula
- allerdings zeigen sich auch ohne nachweisbare genetische Einflüsse bei psychisch erkrankten Patienten abnorme Nagelbilder
- Dystrophia unguium mediana canaliformis: Nagel ist längsgespalten, irreparable Längsrinnenbildung
- Koilonychie: Löffelnägel (kann auch hereditär sein)
- Pachyonychie: Nagelbett-Entwicklungstörung (kann auch hereditär sein)
- Leukonychie: Weißfärbung (kann auch hereditär sein)
- Unguis convolutus (Unguis inflexus): Rollnagel (kann auch hereditär sein)
- Psoriasis: mit Nagelbettbeteiligung (kann auch hereditär sein)

8.6.1 Defekte bei bekannten Grunderkrankungen

- Nageldystrophie: auch bei Kreislauf- sowie kardiovaskulären Erkrankungen
- Onycholyse: auch bei Kreislauf- sowie kardiovaskulären Erkrankungen
- Beau-Reil-Furchen als querverlaufende Furchen nach hohem Fieber, Masern, chronischer Paronychie, chronischem Ekzem, Hypoparathyroidismus
- Längsstreifen (Onychorrhexis): longitudiale Linien und/oder Perlschnurbildung bei Lichen planus unguium, rheumatoider Arthritis, peripheren Durchblutungsstörungen
- Nagelverlust (Onychomadese): bei Arteriosklerose
- distale Onycholysen und bläuliche Färbung: chronische Herzerkrankung
- laterale Onycholyse: pfeilförmig, z. B. bei der Raynaud-Erkrankung,
- Onycholyse, Koilonychie, Pigmentveränderungen, Verlust der Lunula: bei Nierenversagen/Diabetes mellitus/Nephropathie
- Onycholyse mit Lunulaverlust: Lebererkrankung
- Nageldystrophie: Dünndarmerkrankungen
- chronische Nagelmykose: Akromegalie (typisch mit Onychomykose)
- Brachyonychie: erworben z. B. bei Schilddrüsenerkrankung (vereinfacht erklärt)
- subunguale Hämorrhagien: können auch bei chronischer Leukämie auftreten, Milchglasaspekt (Lichtreflexion/-streuung, die den Nagel weiß erscheinen lässt)
- Tumore und Pterygiumbildungen: Der Patient muss sofort zum Arzt. Man kann diese Erkrankungen nur erahnen, dieses Krankheitsbild ist sehr komplex und gehört immer zur Abklärung zum Dermatologen oder Internisten!
- Onychorrhexis: z. B. bei Gicht

8.6.2 Defekte bei dermatologischen Erkrankungen

- Onychosen (-osis) (allgemeine Bezeichnung für Nagelerkrankungen bzw. -deformierungen): auch bei Hauterkrankungen

- Tüpfelnägel, Ölfleck: Psoriasis-Nägel
- Onychia (Nagelbettentzündung): durch Pilze, Bakterien, auch vom Fuß übertragbar
- Paronychie: auch bei feuchtem Fußmillieu
- Onychomykose: gegebenenfalls durch Dermatomykose
- Trachyonychie: Sandpapiernägel, Psoriasis, Lichen ruber
- subunguale Hyperkeratose: Psoriasis, Mykose, Grypose, chronische Ekzeme

8.6.3 Durch Traumen hervorgerufene Defekte

- weißliche Flecken: können leichte Traumatisierungen der Nagelplatte sein
- geplatzte Kapillaren: stärkere Traumatisierungen
- Onycholyse: Quetschungen, Gewebszerstörungen
- Längssplitterungen des Großzehennagels nach häufigen Verletzungen
- distale Onycholyse: durch Druck vom Schuh
- Querlinien: durch häufiges Tragen von engen Schuhen

8.6.4 Onychorrhexis

Die vorgenannten Aufzählungen sind nur eine kleine Auswahl von Kombinationsmöglichkeiten, die sich ergeben können. Als Beispiel dient die Onychorrhexis (Aufsplitterung des Nagels in Längsrichtung). Die genaue Ursache muss erfragt werden. Ist sie durch ein Trauma entstanden, kann die Therapie mit Glätten und/oder Auffüllen und entsprechender Beratung erfolgreich behandelt werden (natürlich nach einer ausreichenden Behandlungszeit).

Bei einer Onychorrhexis durch Laugen sind mehr Probleme vorhanden. Je nach beruflicher Situation des Patienten ist eine Beseitigung der Ursache nur bedingt möglich. Auch hier sind eine Beratung und Behandlung notwendig.

Ein eventueller Vitamin-B-Mangel ist durch den Podologen nicht feststellbar, kann aber, wenn keine andere Ursache gefunden wird, mit dem Arzt bei der nächsten Untersuchung abgeklärt werden.

Eine Onychorrhexis kann auch erst nach einigen Monaten auftreten, z. B. wenn Gichtanfälle erkennbar waren.

Es genügt nicht, nur die Onychorrhexis allein als Sichtbefund in die Karteikarte einzutragen, denn die Ursache ist unklar.

Onychorrhexis wird allgemein als Altersnagel bezeichnet. Die Aussage dieser Bezeichnung sollte aber in der Podologie hinterfragt werden, denn Durchblutungsstörungen oder eine rheumatoide Arthritis könnten die Ursache sein, wodurch hier mit einer guten Anamnese die interdisziplinäre Zusammenarbeit notwendig ist.

Beispiele aus der Praxis

Nagelerkrankung	Symptom	Hinweis auf
Onychorrhexis	Pathologische Nagelveränderung, die schon in der Matrix beginnt; eine oder mehrere Parallelfissuren longitudinal in Form tiefer Risse oder sogenannter Längssplitterung der Nägel mit graduellen Unterschieden	Granulose Schädigung der Nagelzellen; beim Altersnagel (seniler Nagel) sind im Bereich der Matrix Nester unregelmäßig angeordneter Zellen; Lichen ruber planus; Vitamin-B-Mangel; Gicht; Hepatonien (Leberschäden); innersektorische Schäden (Drüsen können diese Stoffe nicht an den Organismus abgeben); Amyloidosen (Ablagerung von Fett oder wachsähnlichen Substanzen in Organen); Durchblutungsstörungen; Folge von Verletzungen
Onychogrypose	Wächst nicht parallel zur Zehenoberfläche und ist vielseitig gekrümmt; besteht aus einer erheblichen bröckeligen Hornmasse, wodurch meistens die Verbindung zum Nagelbett fehlt	Hohes Alter und/oder Vernachlässigung der Pflege bei älteren Menschen; Zehendeformitäten, besonders bei Hallux valgus, durch Druck (Trauma) im Schuh; periphere Durchblutungsstörungen, Varikose, Thrombophlebitis, periphere Neuropathie, Erkrankungen des zentralen Nervensystems, Pilzinfektionen, Ichthyose, Psoriasis, erworben oder hereditär
Onycholyse	Ablösung von Teilen der Nagelplatte, 1. durch akute Entzündung mit Exozytose; 2. durch chronische Entzündung. Es kommt zu einer Metaplasie; 3. durch Parakeratose. Locker gefügte parakeratotische Hornzellen	Dermatosen, mykotische und bakterielle Infektionen, Psoriasis, Tumore des Nagelbetts, Traumen, Einwirkung von Laugen, Lacken etc., Allgemeinerkrankungen, Hyperidrose, Durchblutungsstörungen, Schilddrüsenhyperfunktion

Nagelerkrankung	Symptom	Hinweis auf
Onychauxis	Nagelverdickung, auch dreieckige Form nach distal, Ränder sehr brüchig, Nagelbett stark verändert	Folge von Verletzungen, Traumen, Druck, Durchblutungsstörungen, Erfrierungen
Onychoschisis	Lösung der interzellularen Bindungen der Nagelplatte, beginnend am freien Nagelrand; schieferartige Absplitterung der Nagellamellen (lamelläre Dystrophie), auch hier graduelle Unterschiede	Austrocknende Wirkung von Chemikalien (Aceton) oder oberflächenaktiven Waschmitteln; Onychoschisis des Nagels in zwei Teile, resultierend aus einer lokal begrenzten Beeinträchtigung der Matrix durch z. B. Hormonstörungen, Mineralstoffmangel, Stoffwechselstörungen, Vitaminmangel
Onychomadese	Spontane Separation der Nagelplatte (Ausfall der Nägel), ggf. auch nach Fortschreiten einer Onycholyseform	Örtliche Entzündung (Paronychie), Fieber und Systemkrankheiten, bullöse Dermatosen, Arzneiexanthem, z. B. bei Zytostatika, Antibiotika, Retinoide, lokales Trauma, Röntgenbestrahlung, Syndrom gelber Nägel
Koilonychie	Im Frühstadium erst die Abflachung der Nagelplatte, später werfen sich die Ränder auf und der Nagel erscheint konkav-löffelförmig, auch Begleiterscheinung der Trachyonychie	Eine Störung der Synchronisation beider an der Nagelproduktion beteiligter Gewebe, der Matrix und des Nagelbetts; physiologische Veränderung (bei Neugeborenen durchaus normal), Nagel-Patella-Syndrom, ektodermale Dysplasien, Eisenmangel, Gastritis, Nierentransplantation, Schilddrüsenerkrankung, Psoriasis, Lichen ruber planus, Kontakt mit Ölen (Mechaniker), Onychomykose
Milchglasnagel	Komplette Weißfärbung der Nagelplatte, milchig, kreide-weiß, bläulich, elfenbeinfarbig oder porzellanweiß	Chronische Leukämie, Leberzirrhose, Medikamentenabusus
Leukonychie	Weiße Nägel: 1. Echte Leukonychie. Nagelplatte ist betroffen. 2. Leukopathie (scheinbare Leukonychie) mit Veränderungen des Subungualgewebes	Desorganisation der Keratinfibrillen, zu 1. Herzinsuffizienz, Frakturen, Gicht, Infektionskrankheiten mit Fieber, Nierentransplantation, Menstruationszyklus, beruflich bedingt, periphere Neuropathie, Vergiftung (Blei, Fluorid, etc.) Proteinmangel, Niereninsuffizienz, Schock, chirurgische Eingriffe, Trauma, benigne Tumore, die auf die Matrix drücken, Zinkmangel. 2. Zytostatika, Anämie, Zirrhose, Halb-und-halb-Nägel bei Nierenkrankheiten

Nagelerkrankung	Symptom	Hinweis auf
Leukonychia punctata	Weiße Fleckchen, einzeln oder in Gruppen	Lokaler oder allgemeiner Fehler in der Verhornung sowie ein sich wiederholendes Trauma auf die Matrix (Luftimbibition wird wissenschaftlich ausgeschlossen)
Leukonychia longitudinalis	Permanenter grauweißer Streifen von ca. 1 mm Breite unter dem Nagel, längsverlaufend	Umschriebene Metaplasie, ein so genannter Wall von Hornzellen
Trachyonychie	Raue, graue, wie mit Asche bedeckte Nagelplatte (Sandpapiernagel)	Häufig Ekzemhistologie, Alopecia areata, Lichen ruber planus, Psoriasis, Systemerkrankungen, idiologisch, Chemikalien
Uhrglasnagel (hippokratischer Nagel)	Bilateral verstärkte Nagelwölbung, vogelschnabelartig oder ähnlich eines Vergrößerungsglases	Allgemein: kongenital (familiär) sporadisch, pulmonär, kardiovaskulär, Gastrointestinal (entzündliche Darmerkrankungen), Parasitosen, Lebererkrankungen, endokrin (Schilddrüsenerkrankungen), metabolisch (Mangelernährung), AIDS (nach einer Lungeninfektion)
Unguis convolutus	Rollnagel (Unguis inflexus)	Druck, hereditär, falsche Eigenbehandlung, die Einschnürung des Nagelbetts ist durchaus mit Schmerzen verbunden
Röhren-, Zangen-, Trompetennagel	Wie beim convolutus, bogenförmig gewölbte Nagelplatte, die in der longi tudinalen Achse zunimmt und am distalen Rand am stärksten ausgeprägt ist	Hidrotische ektodermale Dysplasie, hypohidrotische ektodermale Dysplasie, Syndrom der gelben Nägel, Osteoarthritis, mangelnde Fußpflege, Zehennägel im hohen Alter
Ziegelförmiger Nagel, auch Kantennagel oder Kastendeckelnagel genannt	Verstärkte Querwölbung des Nagels, die seitlichen Nagelränder bleiben parallel	Eine Veränderung der Basis der Endphalangen soll wie auch bei allen anderen Formen der Nägel mit Querwölbungen mit ursächlich sein (z. B. Unguis convolutus)
Faltennagel	Der mittlere Anteil der Nagelplatte ist fast eben, während der Nagelrand an einer oder an beiden Seiten scharf abgeknickt ist und parallel verlaufende vertikale Seiten bildet	Zusammenhang anderer Nägel mit Querwölbungen

Nagelerkrankung	Symptom	Hinweis auf
Unguis incarnatus	Eingewachsener Nagel (Onychocryptosis)	Druck, Nagelecke, mangelnde Hygiene, falsche Eigen- oder Fremdbehandlung, führt zur akuten Paronychie, die mit umschriebener Rötung, Schwellung und Schmerzen beginnt. Diese Kombination nennt man dann Unguis incarnatus

8.7 Fragen zur Wissensüberprüfung

1. Welche Erkenntnisse kann man in der Podologie aus den Nagelerkrankungen gewinnen?

2. Wodurch wird das Nagelwachstum beeinflusst?

3. Wodurch können Nagelerkrankungen entstehen?

4. Was bedeutet Chromonychie?

5. Welche Erkenntnis gewinnt man aus den Chromonychien?

6. Welches ist die häufigste Farbveränderung?

8.8 Antworten zur Wissensüberprüfung

1. Nagelerkrankungen können mit den in der Anamnese aufgenommenen Krankheitsbildern verglichen werden und geben so Aufschluss über die Therapiemöglichkeiten, den Ablauf und den Behandlungserfolg.

2. Es wird durch das Alter, den Beruf, falsche Ernährung, Erkrankungen und äußere Einwirkungen beeinflusst.

3. Entweder sind sie angeboren oder entstehen als Folge von Hauterkrankungen, durch Systemerkrankungen oder lokale Infektionen und traumatische Veränderungen.

4. Es ist die Farbanomalie der Nägel.

5. Man kann allgemeinmedizinische Erkrankungen durch sie erkennen.

6. Die Leukonychie.

9 Diabetes mellitus

9 Diabetes mellitus

Lernziele

- Verbindung zum Diabetes mellitus herstellen
- Kennenlernen der Unterteilung der Wagner-Stadien
- Unterscheidung der Neuropathie in der Podologie
- Erkennen der Polyneuropathie in der Podologie

9.1 Diabetes mellitus in der Podologie

Die Frage nach Diabetes bei der Aufnahme der Anamnese ist bei über 180 Mio. Menschen mit Diabetes mellitus nicht ganz unbegründet. Wird diese Frage vom Patienten bejaht, darf sich der Podologe damit nicht zufrieden geben, in diesem Fall vorsichtiger zu arbeiten. Der Podologe muss bei einem Diabetiker das komplette Krankheitsbild kennen, um bereits im Vorfeld den drohenden Komplikationen einer späteren Amputation durch nicht beachteten Druck am Fuß vorzubeugen. Deshalb sollen im Anschluss Informationen gegeben werden, die den Zusammenhang verschiedener Symptome und Krankheitsbilder für den Lernenden verdeutlichen. Auch hier wird der Einfachheit halber auf die kompletten metabolischen Prozesse verzichtet.

Es werden fünf Haupttypen des Diabetes mellitus unterschieden:

Typ I

ist immer ein IDDM (insulin-dependent diabetes mellitus = insulinabhängiger Diabetes mellitus), tritt bei 0,25 % der 20 – 30-jährigen auf.
Beispiel aus der Praxis:
Patienten, die schon in jungen Jahren an Diabetes mellitus erkrankt sind, gehen zwar recht relaxed mit ihrer Erkrankung um, haben aber im Alter zwischen 30 und 40 Jahren sehr viele Folgeerkrankungen, häufig auch Depressionen.

Typ II

85 % aller Diabetiker haben Typ II. Da aber 90 % von diesen Diabetikern Adipositas haben und nur 10 % normalgewichtig sind, differenziert man hier in Typ IIa (normalgewichtig) und Typ IIb (übergewich-

tig, adipös). Bei diesen Typen wird zwischen IDDM und NIDDM (non-insulin-dependet diabetes mellitus = nicht insulinabhängiger Diabetes mellitus) unterschieden. Diese Patienten sind in der Regel über 40 Jahre alt und 20 % davon befinden sich im 65. – 75. Lebensjahr.
Beispiel aus der Praxis:
Die hauptsächlich übergewichtigen Patienten in unserer Praxis leiden unter anderem auch an Depressionen. Je nach Verfassung kann dies Auswirkungen auf die Gesprächsführung und Behandlung (erhöhtes Schmerzempfinden) haben. Hier ist weniger manchmal mehr und die Zeiteinteilung ganz wichtig!

Die Dankbarkeit der Patienten, denen man Zeit zum Erzählen einräumt, während man eine möglichst *sanfte* Behandlung durchführt, ist dafür der Lohn.

Sekundäre Diabetesformen
Insulinresistenter Diabetes mellitus in Kombination mit Erkrankungen wie z. B. Morbus Cushing, Hyperthyreose, Leberschaden etc. Diese Form tritt bei weniger als 1 % der Diabetiker auf.
Beispiel aus der Praxis:
Morbus Cushing wird meist als Hauptdiagnose genannt. Hier sind jedoch einige Differenzierungen zu beachten. Geläufiger ist der Ausdruck *Stammfettsucht*. Besondere Beachtung findet hier die Diagnose des Achard-Thiers-Syndroms, das nur weibliche Patienten betrifft. Eine Überproduktion der Nebennierenrindenhormone, endokrine Störung mit Diabetes mellitus, Adipositas und die auffällige, fast männliche Behaarung sind typisch für dieses Krankheitsbild.

Gestationsdiabetes
3 % aller Schwangeren haben einen Gestationsdiabetes.

MODY-Diabetes (Maturity-Onset Diabetes of the Young)
Betrifft weniger als 2 % der Typ II-Diabetiker. Das bedeutet, dass ein früherer Diabetes mellitus Typ IIb beim jungen Patienten eintritt und der Verlauf mit einer hohen Inzidenz an Spätkomplikationen assoziiert.
Beispiel aus der Praxis:
Auch wenn hier weniger als 2 % genannt werden, ist es erschreckend, wie häufig diese Form auftritt.

Diabetische Neuropathie

Durch Diabetes mellitus verursachte Dysfunktionen im Bereich der peripheren Nerven fasst man unter dem Begriff *diabetische Neuropathie* (DNP) zusammen. Es werden sechs Formen unterschieden:

- distale symmetrische, überwiegend sensible oder motorische Form
- proximale asymmetrische, überwiegend motorische Form
- Mononeuropathie
- Hirnnervbefall
- vegetative NP (Neuropathie)
- des Gastrointestinaltrakts
- des Urogenitalsystems
- des kardiovaskulären Systems
- Hyperhidrose
- kachektische Neuropathie

Morphologisch gesehen lässt sich die DNP wie folgt unterscheiden:

- sensorische DNP
- motorische DNP
- sensomotorische DNP

Von der anatomischen Struktur der Nerven her wird die NP unterschieden in:

- demyelinisierte NP
- axonale NP
- axonale und demyelinisierte NP

Zusätzlich wird die DNP noch in zwei Klassen eingeteilt:

- Subklinische NP (Klasse 1) = periphere Nervenfunktionsstörung in den sensiblen und/oder motorischen Nervenbahnen.
  Neuropathische Symptome sowie klinisch fassbare neurologische Defizite gibt es nicht und praktisch kann jedes autonom innervierte Organ von der autonomen DNP betroffen sein. Die subklinische DNP kann nur durch Tests diagnostiziert werden!

- Klinische NP (Klasse 2) = periphere Nervenfunktionsstörung in den sensiblen und/oder motorischen Nervenbahnen.
  Hier sind allerdings die neuropathischen Symptome wie auch die

neurologischen Defizite fassbar. Die klinisch autonome DNP kann sich mit Symptomen wie mit Ruhetachykardie oder Belastungsintoleranz zeigen, um nur einige zu nennen.

Die metabolischen Prozesse, neurochemische und neurovaskuläre Mechanismen, die zur DNP führen, werden auch hier nicht erwähnt. Diese Prozesse führen zur Dysfunktion und Schädigung des Endothels und damit zur Mikroangiopathie (welche in diesem Buch später noch beschrieben wird), der Vasa nervorum mit dadurch entstehender Durchblutungsstörung und Sauerstoffmangel im Bereich der Nerven.

Der diabetische Fuß entsteht durch solch ein multifaktorielles Geschehen. Es finden pathophysiologische Veränderungen statt, wie z. B. die bereits erwähnte Mikroangiopathie, Makroangiopathie, Myoatrophie, Fettgewebsatrophie und die NP mit sensibler und motorischer Störung an den unteren Extremitäten. All dies fällt unter den Begriff des diabetischen Fußsyndroms.

Der Podologe hat überwiegend mit dem diabetischen Fußsyndrom zu tun (DFS) und diese diabetische Podopathie kann Infektionen, Ulzerationen und die Zerstörung tieferen Gewebes am Fuß zur Folge haben.

Neben neuropathischen Ursachen, die im Möglichkeitsbereich von ca. 45 % liegen, werden 25 % genannt, die als Ursache der peripheren arteriellen Verschlusskrankheit (pAVK) zum DFS führen. In diesem Zusammenhang seien auch Patienten mit generalisierter Makroangiopathie und dialysepflichtige Patienten mit Niereninsuffizienz genannt, da die Beteiligung der pAVK an der Entstehung des DFS bei diesen Patienten die Ursache sein soll.

Beschreibt man die diabetische Neuropathie (DNP) nur am diabetischen Fuß, dann wird klar, welch eine Auswirkung die DNP auch in anderen Bereichen der Körpers haben muss:

- Parästhesien
- Hyperästhesien
- Hypästhesien
- Wurzelschmerz
- Ausfall der Sehnenreflexe
- Störungen der Vibrationsempfindung
- Störungen des Lagesinns

- Fußhebebeschwerden
- Anhidrose
- Schwielenbildung an druckexponierten Stellen und tropische Ulzera
- Formveränderungen des Fußes durch Muskelatrophie und Knochendestruktionen

Bei 66 % der Diabetiker ist die Hypopallästhesie als wichtigstes Symptom der Polyneuropathie genannt. Geht man jetzt noch differenzierter vor und betrachtet als eine Folge der DNP die Funktionsstörung der kleinen Fußmuskulatur, die im Rahmen der herabgesetzten Innervation atrophieren, dann ist zu erkennen, dass es durch die diabetische Myotrophie zu einem immer weiter fortschreitenden Polsterverlust unter der Fußsohle kommt. Dadurch kontraktieren die Muskeln der Fußsohle und führen zu Zehenfehlstellungen.

Das wiederum hat eine veränderte Druckverteilung zur Folge. Akute und chronische Mikrotraumen können so zu Ulzerationen führen, sekundäre Infektionen oder Knochenentzündungen gefährden dann den Extremitätenerhalt.

In diesem Zusammenhang muss die periphere arterielle Durchblutungsstörungen (pAVK), die diabetische Neuropathie erkannt und eine schlechte Stoffwechseleinstellung vermieden werden, damit Ulzerationen nicht wochenlang ergebnislos behandelt werden.

Stabilisierung der Blutzuckerwerte

HbA1c (Hb = Hämoglobin; A = abdultes Hb).

Hämoglobin in glykosylierter Form (HbA1c) gilt als Langzeitparameter für die Qualität der Blutzuckereinstellung eines Diabetikers der letzten zwei bis drei Monate. Die Werte können bis auf 15 % ansteigen. Optimal wäre ein Wert < 6,5 %. Erhöhte Werte werden im Zusammenhang mit dem Risiko für mikroangiopathische Folgeschäden genannt.

Sieht man die Werte in Verbindung mit der Schädigung der peripheren Nerven, dann wird verständlich, dass der Diabetiker durch den Sensibilitätsverlust traumatische Verletzungen nicht wahrnehmen kann. Diese Verletzungen werden in sogenannte Wagner-Stadien unterteilt. Der Risikofuß des Diabetikers befindet sich schon im Bereich des Wagner-Stadiums 0. Im Wagner-Stadium 0 findet eine Inspektion, die neurologische Basisuntersuchung und die Fußpulssituation, statt. Je nach

Befund werden durch den Diabetologen weitere Diagnostiken angewandt (Duplex, Angiographie, NLG etc.).

Im Wagner-Stadium 1 werden neben den vorab genannten Verfahren die Lokalisation, die Größe und ein Wundabstrich der Wunde genommen und das Ganze bildlich dokumentiert.

Im Wagner-Stadium 2 befindet sich der Patient meist schon in einer diabetischen Fachambulanz und wird mit Röntgen- und Laboruntersuchungen weiter versorgt.

Im Wagner-Stadium 3 kommen dann noch gegebenenfalls CT, MRT und Knochen- und Leukozytenszintigramm hinzu.

Wagner-Stadien 4 und 5 werden wie bei Wagner-Stadium 3 betreut.

Weitere Informationen zur Entlastung siehe auch Kapitel 13 über die Fußdeformitäten.

9.2 Diabetische Sensibilitätsprüfung

Im Anamnesebogen ist die folgende Spalte zu finden:

bekannte Neuropathie ja ☐ nein ☐

Es soll herausgefunden werden (unter der Annahme, dass die Diagnose nicht auf der Heilmittelverordnung angegeben ist), ob es sich um eine diabetische Neuropathie, im vorliegenden Fall um eine periphere diabetische Neuropathie, handelt!

Für den Podologen ist der Bereich der diabetischen Neuropathie interessant, vor allem die klinisch manifestierte oder subklinische Erkrankung des Nervensystems. Dieses Thema wurde bereits in Kapitel 9.1 beschrieben.

Beide treten infolge von Diabetes mellitus ohne andere Ursachen auf. Mindestens jeder dritte Diabetiker ist von einer klinisch manifestierten, peripheren Neuropathie betroffen. Die für den Podologen interessante Variante ist die sensible symmetrische distale Neuropathie oder sensomotorische periphere Neuropathie (PNP). Diese ist die häufigste Form und beginnt schleichend. Sie bevorzugt die distalen Abschnitte der unteren Extremitäten und verteilt sich strumpfförmig.

Im Stadium 1 (latent): Zeitweises Kribbeln und Brennen der Füße, Ameisenlaufen bzw. das Gefühl von rohem Fleisch unter den Füßen oder Blasen an der Fußsohle.

Im Stadium 2 (manifestiert): Zeitweise auftretende Gefühllosigkeit.

Im Stadium 3 (irreversibel): Gefühllosigkeit, ausgehend vom Fuß nach proximal und weiter bis in die Unterschenkel etc.

Im Verlauf der Behandlung könnte der Patient folgende Symptome nennen:

- Parästhesien (Missempfindung, z. B. bei Wärme)
- Dysästhesien (Reize werden anders wahrgenommen, z. B. wird eine normale Berührung als Schmerz wahrgenommen, das Taubheitsgefühl breitet sich von distal nach proximal aus, d. h. von den Zehen zum Fuß und weiter zum Unterschenkel usw.)

Häufig geben Patienten bei der Anamnese brennende, bohrende, einschießende krampfartige oder stechende Schmerzen an. Charakteristisch für die sensible symmetrische distale Neuropathie ist die nächtliche Exazerbation (Verschlimmerung der Symptome). Bewegt sich der Patient viel und geht spazieren, sind die Schmerzen rückläufig.

Bei der diabetischen Polyneuropathie werden die distal betonten Sensibilitätsstörungen wie folgt deutlich:

Diabetische Polyneuropathie = distal betonte Sensibilitätsstörungen

- Abschwächung des Triceps-surae-Reflexes (Achillessehnenreflex ASR)
- schlaffe Lähmungen
- Areflexie (Fehlen von Reflexen)
- Muskelatrophie in Verbindung mit Krallenzehenbildung

Neuropathische Defizite

- im Frühstadium der Verlust des Temperaturempfindens
- Schmerzreduktion
- Bewegungseinschränkung
- Berührungssensibilität

Diese Defizite sind im Frühstadium von größter Bedeutung. Neuropathisch bedingte Fußkomplikationen können so gegebenenfalls frühzeitig erkannt werden.

Beim neuropathischen ischämischen Fuß handelt es sich um die Mischform der diabetischen PNP und der pAVK. Die Symptome der pAVK werden in diesem Stadium nicht mehr oder aber kaum wahrgenommen.

PNP	37,4 %
pAVK	12,3 %
pAVK, PNP	35,0 %
Charcot-Fuß	9,2 %

Diese Zahlen beschreiben die prozentuale Häufigkeit beim diabetischen Fuß. Zusammengefasst sind laut Fachliteratur folgende Äußerungen der PNP am Fuß zu erkennen:

- Durchflussgeschwindigkeit des Bluts herabgesetzt: Der Fuß ist ödematös (eine Folge durch Weiterung und Dilatation der Gefäße durch den fehlenden Reiz)
- Nächtlich verstärkte und wandernde Schmerzen am Fuß
- Bei der isolierten PNP ist der Fuß warm und trocken, die Hautfarbe rosig. Hebt man den Fuß während der podologischen Behandlung auf die Fußstütze, bleibt die Farbe bestehen. Drückt man dann mit dem Daumen auf die Haut, entsteht ein heller Fleck, der sich erst langsam wieder rötet
- Sehr deutliche Hyperästhesie (gesteigerte Schmerzempfindung) im Vorstadium der PNP
- Folgeschäden, z. B. der Verlust einzelner oder aller Reflexe
- Einschränkung der willkürlichen Bewegungen (Motorik) durch die Folgeschäden
- Muskelatrophien führen wiederum zu Fußdeformitäten, z. B. Hohlfuß oder Krallenzehen
- Verlust der Sensorik
- Fehlende Schweißbildung
- Erhöhte Infektionsanfälligkeit
- Trophische Veränderungen/gestörte Trophik
- Erhöhte Gefahr der Geschwürbildung

Für das Krankheitsbild typische Belastungspunkte sind die Fersen und der Vorfußbereich:

- Hängende Fußstellung als Folge fehlender Nervstimulierung
- Veränderungen der Fußform. Motorische Störungen führen unter anderem zu Gangbildveränderungen. Außerdem können motorische Störungen zur Lähmung führen

Die Polyneuropathie ist auch bei den Infektionskrankheiten zu finden: Borreliose (Zeckenbiss) oder HIV. Die alkoholische Polyneuropathie ist z. B. mit der diabetischen die häufigste Form. Die alkoholische Polyneuropathie nennt man auch exogen-toxisch bedingte Polyneuropathie. Diese kann auch durch Medikamente hervorgerufen werden.

9.3 Neuropathie

Neuritis (Nervenentzündung), unterteilt in Mononeuritis (eines einzelnen Nervs) und Polyneuritis. Bei fehlendem Hinweis der entzündlichen Grundlage oder anderer Ätiologie als Neuropathie bezeichnet. Sie ist eine nicht entzündliche Erkrankung eines oder mehrerer Nerven, mit Symptomen wie bei einer Neuritis.

Die Neuropathia diabetica stellt die Gesamtheit der diabetischen Neuropathie durch periphere, zentrale und neurologische Krankheitserscheinungen dar, die im Zusammenhang mit einer diabetischen Stoffwechselerkrankung vorkommen. Dabei werden folgende Formen unterschieden:

- sensomotorische
- motor-amytrophe
- vegetative
- und mit Hirnnervenparesen

Bei allen Verlaufsformen der diabetischen Neuropathie gilt:

- Patientenschulung/Änderung der Lebensgewohnheiten
- Blutdrucknormalisierung
- Diabeteseinstellung optimieren
- Präventionsmaßnahmen

Bei der subklinischen (leichter Verlauf) wie auch der manifestierten (deutlich erkennbaren) Neuropathie gilt es, Fußschäden zu vermeiden. Präventionsmaßnahmen, wie durch die podologische Tätigkeit und die Arbeit der orthopädie-technischen Versorgung, gilt es zu gewährleisten. Chronische wie auch akut auftretende schmerzhafte Neuropathien werden zusätzlich mit entsprechenden Medikamenten behandelt.

Bei den hypästhetischen und anästhetischen Formen der Neuropathie (schmerzlose Form) ist neben den oben genannten Präventionsmaßnahmen auch Krankengymnastik mit einzubeziehen.

Die diabetische Amyotrophie wird beim Neurologen diagnostisch abgeklärt und durch physikalische Therapien unterstützt oder durch Medikamentierungen ergänzt.

Langzeitkomplikationen der distal-symmetrischen Polyneuropathie sollten diabetologisch, neurologisch, gegebenenfalls chirurgisch in speziellen Fußambulanzen oder Kliniken versorgt werden.

9.4 Fragen zur Wissensüberprüfung

1. Welche fünf Haupttypen des Diabetes mellitus werden unterschieden?

2. Welche Dysfunktionen in der diabetischen Neuropathie gibt es?

3. In welche Klassen wird die DNP eingeteilt?

4. Wodurch entsteht das diabetische Fußsyndrom?

5. Welche Ursache hat die DNP am DFS?

9.5 Antworten zur Wissensüberprüfung

1. Typ I.
   Typ II.
   Sekundäre Diabetesformen, z. B. insulinresistenter Diabetes mellitus.
   Gestationsdiabetes.
   MODY-Diabetes.

2. Die distale symmetrische, überwiegend sensible oder motorische Form.
   Die proximale asymmetrische, überwiegend motorische Form.
   Die Mononeuropathie, der Hirnnervbefall und die vegetative NP (Neuropathie).

3. In die subklinische NP (Klasse 1) und in die klinische NP (Klasse 2).

4. Der diabetische Fuß entsteht durch ein multifaktorielles Geschehen. Pathophysiologische Veränderungen, wie z. B. die Mikroangiopathie, Makroangiopathie, Myoatrophie, Fettgewebsatrophie und die NP mit sensibler und motorischer Störung an den unteren Extremitäten bilden das DFS.

5. Parästhesien,
   Hyperästhesien,
   Hypästhesien,
   Wurzelschmerz,
   Ausfall der Sehnenreflexe,
   Störungen der Vibrationsempfindungen,
   Störungen des Lagesinns,
   Fußhebebeschwerden,
   Anhidrose,
   Schwielenbildung an druckexponierten Stellen und trophische Ulzera,
   Formveränderungen des Fußes durch Muskelatrophie und Knochendestruktionen.

Fragen

6. Die diabetische Myatrophie verursacht den fortschreitenden Polsterverlust unter der Fußsohle. Was geschieht hier mit dem Fuß und welche Folgen hat dies?

7. Was stört die Abheilung einer Ulzeration?

8. Wie werden die Stadien der PNP bezeichnet?

9. Welche Sensibilitätsstörungen zeigt die Polyneuropathie?

10. Wodurch wird die Durchflussgeschwindigkeit beim DFS heruntergesetzt?

11. Welche typischen Belastungspunkte am Fuß können bei der PNP genannt werden?

12. Bei welchen Erkrankungen findet man die exogen-toxisch bedingte Polyneuropathie?

Antworten

6. Muskeln kontraktieren und führen zur Zehenfehlstellung. Diese veränderte Druckverteilung und akute und chronische Mikrotraumen können dann zu Ulzerationen führen.

7. Eine pAVK, die DNP sowie eine schlechte Stoffwechseleinstellung.

8. Stadium 1 latent, Stadium 2 manifestiert, Stadium 3 irreversibel.

9. Abschwächung des Triceps-surae-Reflexes (Achillessehnenreflex, ASR),
   schlaffe Lähmungen,
   Areflexie (Fehlen von Reflexen),
   Muskelatrophie in Verbindung mit Krallenzehenbildung,
   neuropathische Defizite,
   im Frühstadium der Verlust des Temperaturempfindens, Schmerzreduktion, Bewegungseinschränkung, Berührungssensibilität.

10. Durch die PNP. Die Reize auf die Gefäße fehlen.

11. Der Vorfußbereich und die Fersen.

12. Nach Medikamenten- und Alkoholmissbrauch.

10 Gefäßerkrankungen

10 Gefäßerkrankungen

Lernziele

- Einteilung nach Lokalisation der pAVK
- Unterscheiden der Makroangiopathie von der Mikroangiopathie
- Kennenlernen der Arteriosklerose und der Venenerkrankungen

10.1 Periphere arterielle Verschlusskrankheit (pAVK)

Die periphere arterielle Verschlusserkrankung geht einher mit stenosierenden (verengenden) und obliterierenden (verschließenden) Veränderungen an den Arterien, die zu Durchblutungsstörungen und Ischämie in versorgungsabhängigen Geweben führen. Besonders ist hier der chronische Verschluss zu beachten, vor allem durch obliterierende Arteriosklerose, auch Angiopathien und Angioneuropathien.

Die Einteilung erfolgt nach der Lokalisation

- Beckentyp
- Oberschenkeltyp
- Unterschenkeltyp
- Schultergürteltyp
- Armtyp
- extra- und intrakranielle Zerebralarterien
- viszerale Arterien, z. B. Nierenarterienstenose
- Koronararterien (Herzkrankheit)

Therapie

- Risikofaktoren ausschließen (Nikotinabusus, Hypertonie, Hyperlipidämie, Diabetes mellitus, Hyperurikämie)
- Gehtraining
- Medikamentierung mit z. B. Thrombozytenaggregationshemmern
- ggf. Bypass-Operation usw.

Die Prognose ist meist wechselnd, mit chronischem Verlauf über mehrere Jahre hinweg.

10.2 Mikroangiopathie

Die Mikroangiopathie ist die differenzierte krankhafte Veränderung der kleinen und kleinsten Arterien. Genauer gesagt ist es die Basalmembranverbreiterung im Bereich der Arteriolen und der Kapillaren. Sie ist auch unter der Bezeichnung diabetische Angioorganopathie zu finden. Der Begriff Angiopathie ist nur der Oberbegriff für Gefäßkrankheiten.

Mikroangiopathie ist als Spätsyndrom die charakteristische Komplikation des Diabetes mellitus. Sie betrifft prinzipiell alle Organe, hat aber besonders deletäre Auswirkungen an den Augen, den Nieren und dem Nervensystem.

Die Ursache der Mikroangiopathie ist noch nicht bekannt und ist deshalb prädisponierend nicht beeinflussbar. Abhängig von der diabetischen Stoffwechsellage kommt es zunächst zu frühen funktionellen Veränderungen. Diese gehen dann fließend in ein immer mehr morphologisch geprägtes schlechtes oder gar nicht mehr reversibles Stadium über. Es wird versucht, möglichst frühzeitig Einfluss auf die reversiblen metabolischen Veränderungen zu nehmen.

Allerdings kann dem Patienten selbst bei optimaler Stoffwechselführung das *Nichtauftreten* einer diabetischen Mikroangiopathie nicht garantiert werden. Hervorragende Stoffwechselführungen können ebenso wie völlig unzureichende Stoffwechselführungen diabetische Folgeschäden oder keine diabetischen Folgeschäden aufzeigen.

Die diabetische Angiopathie der Extremitäten ist charakterisiert durch den schnellen Übergang von Stadium I zu Stadium IV (Durchblutungsstörungen chronisch arteriell), mit der Neigung zur feuchten Gangrän.

10.3 Makroangiopathie

Die Makroangiopathie ist die differenzierte krankhafte Veränderung der mittelgroßen und großen Arterien. Die pathogenetische Abgrenzung zur Arteriosklerose ist unklar. Das Synonym für Arteriosklerose ist Atherosklerose und steht umgangssprachlich für Arterienverkalkung. Es ist die wichtigste und häufigste krankhafte Veränderung der Arterien. In der Folge nehmen Verhärtung, Verdickung, der Elastizitätsverlust und die Lichtungseinengung der Arterien zu.

Gefäßkrankheiten beginnen beim Diabetiker früher als beim Nichtdiabetiker. Diese sind entscheidend für die höhere Morbitität und Mortalität.

Die Atherosklerose des Diabetikers unterscheidet sich sowohl pathologisch als auch anatomisch nicht von der des Nichtdiabetikers, wohl aber die Ausbreitung und Lokalisation. Sie ist diffus und in den peripheren Gefäßabschnitten ausgebreitet.

Arterielle Hypertonie, Fettstoffwechselstörungen, Hyperglykämie, veränderte Blutkoagulabilität, Hyperinsulinämie werden als Ursache für die Entstehung der vorzeitigen Artherosklerose genannt.

Die koronare Herzkrankheit ist die bedrohlichste Manifestationsform. Herzinfarkte treten bei Männern und Frauen sowie auch schon bei jüngeren Diabetikern nicht selten schmerzfrei auf (sogenannter stummer Infarkt).

Zerebrovaskuläre Schäden spielen beim älteren Diabetiker eine wesentliche Rolle.

Die arterielle Verschlusskrankheit beim Diabetiker manifestiert sich überwiegend in der Peripherie der unteren Extremität (sogenannter Unterschenkeltyp). Das erklärt, dass die Ausbildung einer Gangrän dementsprechend viel häufiger als beim Nichtdiabetiker ist (siehe Kapitel 10.2).

Neuropathie	Angiopathie
Keine arterielle Durchblutungsstörung im Sinne der Ischämie, jedoch gestörte Blutversorgung des Gewebes durch Hyperzirkulation	Arterielle Durchblutungsstörung durch Lumenverringerung im Sinne der Artherosklerose
Heilungsverzögerung des Gewebes mit guter Behandlungsaussicht	Heilungsverzögerung mit schlechter Behandlungsaussicht
Keine Gerinnungsstörungen des Bluts	Gerinnungsstörungen des Bluts, eventuell durch entsprechende Medikamente: Acetylsalicylsäure, Marcumar

Neuropathie	Angiopathie
In beiden Fällen gestörte Mikroflora der Haut, wodurch sich die Neigung zu Infektionen erhöht. Besonders häufig: Mykosen	
Förderung der Abheilung durch Entlastung und Ruhe der unteren Extremität	Förderung der Abheilung durch Bewegung und Belastung der unteren Extremität durch Bildung von Kollateralien
In beiden Fällen jedoch unbedingte Entlastung des Wundgebiets In beiden Fällen erhöhte Allergieneigung	
Sensibilitätsstörungen	Keine Sensibilitätsstörungen
Gut tastbare Pulse hinter dem Malleolus medialis (Arteria tibialis posterior) und zwischen dem I. und II. Zehenstrahl (Arteria dorsalis pedis)	Kaum tastbare Pulse
Warmer, rosiger Fuß	Kalter, meist blasser Fuß
Starke Verhornungstendenz mit erhöhter Neigung zur Schwielenentzündung	Verringerte Verhornungsneigung mit verringerter Neigung zur Schwielenentzündung
Keine Pergamenthaut	Pergamenthaut
Meist starke seröse Absonderungen	Geringe seröse Absonderungen
Neigung zu hypergranuliertem Gewebe nach Verletzungen	Hypergranuliertes Gewebe nach Verletzungen selten
Typische Ulcusneigung an den Hauptbelastungspunkten des deformierten Fußes, Ferse; Met. I, III oder V	Gewebedefekte überwiegend an den Akren, z. B. Großzehe und zweite Zehe, Gangränbildung

10.4 Gefäßbefund

Die Arteriosklerose ist die meistverbreitete organische Gefäßkrankheit und eine der Folgenreichsten Krankheiten überhaupt. Komplikationen sind hier: Herzinfarkt, Gehirnschlag, arterielle Verschlusskrankheit (AVK).

Gesicherte Risikofaktoren zur Entstehung der Arteriosklerose sind Rauchen, Fettstoffwechselstörungen, vor allen familiäre Hypercholesterinämie, arterielle Hypertonie, Diabetes mellitus, familiäre Belastung, Alter, männliches Geschlecht und Inaktivität.

In den Gefäßwänden kommt es zu Ablagerungen von Fettstoffen (atheromatöse Plaques): Bleiben diese Plaques geschlossen, können sie zwar das Gefäßvolumen etwas einengen, aber es entstehen keine Symptome einer Durchblutungsstörung. Durchbricht die Plaque aber das Endothel, kommt es durch die Rauigkeit der Gefäßwand rasch zur Gerinnselbildung mit akutem Gefäßverschluss. Ist ein Herzkranzgefäß beteiligt, entsteht ein Herzinfarkt.

Als lokale Komplikation ist unter anderem die Apoplexie mit Halbseitenlähmung oder Thrombose in einer Beinarterie mit Schmerzen beim Gehen (Claudicatio intermittens) zu bemerken.

Als AVK bezeichnet man alle durch Einengung oder Verstopfung der Arterien verursachten Zustände von Mangeldurchblutung. Im allgemeinen Sprachgebrauch versteht man unter AVK die arterielle Durchblutungsstörung der Beinarterien.

Bei Claudicatio intermittens kommt es nach einer kurzen Gehstrecke zu einer unzureichenden Blutversorgung der Muskulatur. Durch die verengten Gefäße kommt es zu heftigen Schmerzen im Bein, besonders in der Wade. Der Patient bleibt stehen bzw. muss stehen bleiben. Nach kurzer Zeit verschwinden die Schmerzen wieder, weil die Durchblutung für den ruhenden Muskel noch ausreichend ist. Will der Patient weitergehen, kommt es nach einer noch kürzeren Zeit zu erneuten Schmerzen, die ihn zwingen, stehen zu bleiben (Schaufensterkrankheit).

Durch die Behandlung von Hypertonie und Diabetes sowie die Gabe von blutfett- und cholesterinsenkenden Medikamenten, Nahrungsumstellung, Bewegung und Entspannungsübungen, kann der Arteriosklerose vorgebeugt werden.

Die Ischämie beschreibt die örtliche Blutleere und die mangelhafte

Versorgung einzelner Organe mit Blut infolge der Verlegung der arteriellen Zufuhrwege. Dies kann z. B. bei einer Thrombose der Fall sein oder aber auch dann, wenn ein Geschwulst eine Arterie abklemmt. Des Weiteren führt die Ischämie eines Gewebebereichs mit mangelhafter Sauerstoffversorgung des Gewebes zu ischämischen Schmerzen. Die fortschreitende Ischämie verursacht Gewebsschädigungen mit Nekrose und Gangränbildung.

Durch das Ausschälen (Endarteriektomie) der eingeengten Intimaveränderungen wird der Durchfluss wieder gebessert (Stripping).

Gefäßplastiken können durch Einsatz von Kunststoffprothesen oder eines Venenstücks anstelle des kranken Arterienanteils oder als Umleitung neben der undurchgängigen Arterie (Bypass) die Durchblutung wieder herstellen.

Durch mechanische Aufdehnung von Gefäßstenosen durch eine PTA (perkutane transluminale Angioplastie) wird die Erweiterung des Gefäßvolumens erreicht. Im Zusammenhang damit nehmen die Patienten als Begleitbehandlung Acetylsalicylsäure ein (z. B. Aspirin, Colfarit etc.).

Ein Stent ist ein dünnes Röhrchen aus feinem Drahtgeflecht. Es dient dazu, die Engstelle der Arterie zu weiten. Es ist in seiner Lumenweite flexibel und wird wegen der besondern Materialeigenschaften gerne verwendet.

10.5 Venen

Venenerkrankungen sind sehr häufig. Etwa 30 % der erwachsenen Bevölkerung haben mehr oder weniger ausgeprägte Krampfadern. Die Venenthrombosen sind die häufigsten Komplikationen nach operativen Eingriffen. Wenn sich thrombotisches Material löst und mit dem Blutstrom verschleppt wird, können nicht selten tödlich verlaufende Lungenembolien entstehen.

Venenerweiterungen werden Varizen oder Varikose genannt. Am Bein spricht man von Krampfadern.

Die Venen sind im Stand erweitert, oft schlängeln sie sich, bei Hochlagerung der Beine verschwinden sie häufig. Ein Druck- sowie Schweregefühl in den Beinen kann von den Patienten als Symptom genannt werden.

Primäre Varizen können eine Folge anlagebedingter Bindegewebsschwäche sein. Fördernd wirkt sich langes Stehen, mehrere Schwangerschaften, Bewegungsmangel und Adipositas aus.

Sekundäre Varizen entstehen bei Erkrankungen des tiefen Venensystems, häufig nach tiefen Phlebothrombosen. Dies wird auch als postthrombotisches Syndrom bezeichnet.

Die Ursache der chronisch venösen Insuffizienz lässt die Venenklappen nicht mehr schließen und das Blut in der Peripherie verbleiben. Die Folgen sind ödematöse Schwellungen, später auch eine Atrophie der Haut und bräunliche Pigmentierungen durch Hämosiderineinlagerungen. Schließlich kommt es zur Ulzeration, dem hartnäckigen Unterschenkelgeschwür (Ulcus cruris), meist an den Stellen, wo sich Perforansvenen befinden. Da häufig eine (zunächst nicht erkannte) Thrombose der tiefen Beinvenen der Ausgangspunkt all dieser Symptome ist, wird das Krankheitsbild mit dem Sammelbegriff *postthrombotisches Syndrom* bezeichnet.

Man kann alldem entgegenwirken, indem man langes Stehen und Sitzen vermeidet. Tätigkeiten wie Pressen und Heben sowie Übergewicht sollten vermieden werden.

Bewegung aktiviert die Muskelpumpe, z. B. durch Gehen, Schwimmen, Beinhochlagerungen, nachts erhöhtes Bettfußende, Massagen. Lindernd wirken angepasste Spezialstrümpfe, die vor dem Aufstehen angezogen werden müssen.

Varizenverödungen werden nur bei noch offenem tiefem Venensystem durchgeführt. Beim Ulcus cruris wird eine spezielle Wundtherapie und gleichzeitig Kompression der Venen durchgeführt.

10.6 Fragen zur Wissensüberprüfung

1. Wie wird die pAVK eingeteilt?
2. Welche Risikofaktoren sollten bei einer Therapie der pAVK ausgeschlossen werden?
3. Wodurch unterscheidet sich die Arteriosklerose beim Diabetiker von der des Nichtdiabetikers?
4. Welche Ursachen führen zur vorzeitigen Arteriosklerose?
5. Was ist die Mikroangiopathie?
6. Welche Körperregionen sind bei der Mikroangiopathie besonders betroffen?
7. Welche prädisponierende Maßnahmen beeinflussen die Mikroangiopathie?
8. Welche Komplikationen können durch die Arteriosklerose auftreten?
9. Was geschieht in den Gefäßen an den Gefäßwänden?
10. Welche lokalen Komplikationen treten bei der Arteriosklerose auf?
11. Was wird als AVK bezeichnet?

10.7 Antworten zur Wissensüberprüfung

1. In Beckentyp, Oberschenkeltyp, Unterschenkeltyp, Schultergürteltyp, Armtyp;
   Extra- und intrakranielle Zerebralarterien,
   viszerale Arterien, z. B. Nierenarterienstenose,
   Koronararterien (Herzkrankheit).

2. Hypertonie, Hyperlipidämie, Nikotinabusus, Diabetes mellitus und Hyperurikämie.

3. Durch die Ausbreitung und Lokalisation. Sie ist diffus und in den peripheren Gefäßabschnitten ausgebreitet.

4. Arterielle Hypertonie, Fettstoffwechselstörungen, Hyperglykämie, veränderte Blutkoagulabilität und Hyperinsulinämie.

5. Sie ist die charakteristische Komplikation des Diabetes mellitus.

6. Prinzipiell alle Organe, besonders aber die Augen, die Nieren und die Nerven.

7. Eigentlich keine, da die Ursache der Mikroangiopathie noch nicht bekannt ist.

8. Herzinfarkt, Gehirnschlag, arterielle Verschlusskrankheit (AVK).

9. Es kommt zu Plaquebildungen an den Gefäßwänden, eine Ablagerung von Fettstoffen, auch atheromatöse Plaques genannt.

10. Die Apoplexie mit Halbseitenlähmung und die Claudicatio intermittens.

11. Alle durch Einengung oder Verstopfung der Arterien verursachten Zustände von Mangeldurchblutungen.
    Im Allgemeinen die arteriellen Durchblutungsstörungen der Beinarterien.

Fragen

12. Was löst die heftigen Schmerzen nach einer kurzen Gehstrecke beim Krankheitsbild der Claudicatio intermittens aus?

13. Warum verschwindet der Schmerz in den Beinen wieder, wenn der Patient stehen bleibt?

14. Wie kann man der Arteriosklerose vorbeugen?

15. Was ist die Ischämie?

16. Wie nennt man die Venenerweiterungen?

17. Wie nennt man die Venenerweiterungen am Bein?

18. Welche Ursache hat die chronisch venöse Insuffizienz?

19. Welche Symptome können mit oben Genanntem in Verbindung gebracht werden?

20. Welchen Ausgangspunkt haben diese Symptome und wie wird dieses Krankheitsbild als Sammelbegriff genannt?

21. Wann wird oder werden Varizenverödungen nur vorgenommen?

Antworten

12. Die unzureichende Blutzufuhr der Beinmuskulatur.

13. Weil dann die Durchblutung für den ruhenden Muskel ausreichend ist.

14. Durch die Behandlung der Hypertonie, des Diabetes, durch die Gabe von blutfett- und cholesterinsenkenden Medikamenten, durch Ernährungsumstellung, Bewegung und Entspannungsübungen.

15. Es ist die örtliche Blutleere und die mangelnde Versorgung einzelner Organe mit Blut.

16. Varizen oder Varikosen.

17. Krampfadern.

18. Die Venenklappen schließen nicht mehr und das Blut verbleibt in der Peripherie.

19. Ödematöse Schwellungen, später Atrophie der Haut und bräunliche Pigmentierungen durch Hämosiderineinlagerungen.

20. Der Ausgangspunkt ist häufig eine Thrombose der tiefen Beinvenen. Als Sammelbegriff wird das postthrombotische Syndrom genannt.

21. Nur bei noch offenem, tiefem Venensystem.

11 Sensibilitätsprüfungen

11 Sensibilitätsprüfungen

Lernziele

- Umgang mit der Stimmgabel
- Anwendung des Monofilaments
- Unterscheidung der Temperaturempfindungen
- Palpieren der Fußpulse

11.1 Vibrationsschwelle

In der Unterhaut befinden sich große lamellöse Endkörperchen (Corpuscula lamellosa oder Vater-Pacini-Lamellenkörper) von Nervenfasern, die für die Wahrnehmung von Vibrationen zuständig sind. Für den Podologen sind nur die Füße von Bedeutung.

Die Stimmgabel nach Rydel-Seiffer hilft hier zur intraindividuellen Beurteilung der Vibrationsempfindlichkeit. Die Vibrationsempfindung im Bereich der Füße wird üblicherweise im Bereich des Os metatarsale I und dem Apex I (Spitze der Großzehe) oder an der distalen Phalanx sowie dem Malleolus medialis und lateralis untersucht. Die Vibrationen werden in Schwingungen gemessen und auf einer Skala abgelesen.

Schlägt man die Stimmgabel an, so kommt es zu Schwingungen von definierter Frequenz. Es entsteht ein optisches Phänomen an den Dreiecken der Dämpfer. Dort kann man zwei Dreiecke sehen, die mit Abnahme der Schwingungen überlappen. Diese Überlappungszone dient zur relativen Bewertung durch die Gradierung neben den Dreiecken.

Werte der Vibrationsschwelle am medialen Knöchel mithilfe der Stimmgabel unterhalb von 6/8 Skalenteilen (Alter < 40 Jahre) bzw. 5/8 Skalenanteilen (Alter > 40 Jahre) sind als pathologisch anzusehen. Allerdings erfasst dieser Test nur weit fortgeschrittene Stadien der Neuropathie. An der distalen Phalanx I (Apex I) sind Werte von 6/8 für das Alter unter 30 Jahre und 5/8 für über 30 Jahre relevant. Vermindertes Vibrationsempfinden korreliert mit der Neuropathie und dem Ulzerationsrisiko.

Vibrationsempfindungen sind die ersten messbaren Sinnesempfindungen, die bei der diabetischen Polyneuropathie ausfallen.

Die soeben sowie weiter beschriebenen Untersuchungen gehören zur klinischen Routineuntersuchung beim Diabetes mellitus. Diese einfachen neurologischen Untersuchungsmethoden zur Diagnose der PNP sind nach Boulten et al. 1998 entstanden.

11.2 Monofilament

Bei der distalen symmetrischen sensomotorischen DNP, der häufigsten Komplikation beim Diabetes mellitus Typ I und II, findet man eine Minderung oder den Ausfall der peripheren Reflexe (Hypopallästhesie). Ein positiver Semmes-Weinstein-Test mit einem Monofil-Nylonfaden und eine Thermästhesie kommt bei ca. 44 % des Patienten mit Diabetes mellitus Typ II vor.

Es handelt sich um eine einfache und preiswerte Testmethode. Wird kein Druck empfunden, handelt es sich um einen krankhaften Befund.

Drei der am häufigsten angewendeten Monofilamente sind
1-g-Monofilament: Dient der Untersuchung der Sensibilität eines gesunden Fußes.
10-g-Monofilament: Sensibilitätsstörungen werden in Risikogruppen eingeteilt.
75-g-Monofilament: Wird bei schon bestehender PNP angewendet. Ist diese weit fortgeschritten, werden Druckreize von 75 g nicht mehr wahrgenommen.

Im Bereich der Podologie kommt in der Anamnese nur das 10-g-Monofilament vor. Die Risikogruppen werden wie folgt eingeteilt (eingeteilt nach dem Carville-Projekt, USA 5/92):

Risikogruppe 0
Diese Gruppe hat eine Veranlagung zu Sensibilitätsstörungen, der Test ergibt aber noch keinen Befund. Kontrolle mindestens einmal pro Jahr.

Risikogruppe I
Der Test ist beim Patienten nicht spürbar, es gibt noch keine Fußdeformitäten, Geschwüre, auch nicht in der Vorgeschichte. Hier sind die

Untersuchungen durch den betreuenden Diabetologen und andere Therapeuten zur Kontrolle wichtig (mindestens einmal im halben Jahr).

Risikogruppe II
Der Test ist beim Patienten nicht spürbar, es gibt auch schon Fußdeformitäten, jedoch noch keine Fußgeschwüre. Hier ist die Zusammenarbeit mit dem Schuhorthopädietechniker von großer Wichtigkeit. Dem Patienten muss durch entsprechend entlastende/s Schuhwerk/Einlagen geholfen werden. Kontrolle mindestens einmal alle drei bis vier Monate.

Risikogruppe III
Der Test ist beim Patienten nicht spürbar. Es gab schon mindestens ein Fußgeschwür, druckentlastende Maßnahmen müssen greifen. Maßschuhe und ständige Kontrollen in Schwerpunktpraxen mindestens alle ein bis zwei Monate.

Das Monofilament wird lotrecht auf folgende Testpunkte angesetzt:

- MTK I, II, V,
- Digitus 1 plantar,
- Ferse.

Dabei müssen mindestens zwei von drei Tests richtig beantwortet werden. Es ist bei der Untersuchung bitte auf die genaue Handhabung des Filaments zu achten. Das Filament gleich welcher Firma ist lotrecht (!) auf die Haut zu setzen, dann wird die Faser in Richtung Haut gedrückt, dadurch entsteht eine Rundung der Faser nach vorne. Nur dann ist die einwirkende Kraft auf die Haut auch entsprechend den angegebenen Werten.

11.3 Tip Therm

Die Temperaturempfindung überprüft man, wenn sich bei den anderen Untersuchungen schon Störungen der Sensibilität gezeigt haben. Beim Tip Term handelt es sich um einen Stab, der an der einen Seite aus Metall (kalt) und an der anderen Seite aus Plastik (warm) ist.

- Bei Thermanästhesie ist der Verlust des Temperaturempfindens gegeben.
- Bei Thermhyp(er)ästhesie ist es die Überempfindlichkeit für Kälte oder Wärme.
- Bei Thermhyperpathie ist es die Überempfindlichkeit von Kälte oder Wärme, die erst sehr spät wahrgenommen wird, dafür dann aber umso heftiger und langanhaltender.

Thermorezeptoren in der Haut registrieren Temperaturveränderungen (Ruffini-Körperchen und Krause-Endkolben) sowie Neuronen, die im Hypothalamus (Teil des Zwischenhirns, die wichtigsten Regulationsvorgänge des Organismus finden hier statt) zur Überwachung der Bluttemperatur dienen.

11.4 Fußpulse

Im Allgemeinen wird der Fußpuls nicht gemessen, sondern nur palpiert. Auf dem Fußrücken, meist neben dem ersten Strahl, befindet sich die A. dorsalis pedis. Die A. tibialis posterior befindet sich zwischen Malleolus medialis und Achillessehne.

Bei arteriosklerosen Gefäßverschlüssen ist nichts zu palpieren. Der Arzt würde dann, um einen möglichen Hinweis auf die Lokalisation des Gefäßverschlusses zu bekommen, die A. poplitea in der Kniekehle oder die A. femoralis in der Inguinalregion palpieren. Ein geschwächter oder fehlender Fußpuls gibt Hinweise auf eine pAVK, eine Ursache für die Entstehung des DFS bis zum Ulkus.

Bei Sonderformen der pAVK, wie z. B. bei Mönckeberg-Sklerose, sind die Fußpulse gut tastbar!

11.5 Fragen zur Wissensüberprüfung

1. Wer oder was im Körper kann Vibrationen wahrnehmen?
2. Wo wird die Stimmgabel angesetzt?
3. Wie bewertet man die definierten Frequenzen?
4. Welche Bedeutung hat ein vermindertes Vibrationsempfinden für den diabetischen Patienten?
5. Ist ein positiver Semmes-Weinstein-Test ein normaler oder krankhafter Befund?
6. Worin unterscheiden sich die drei am häufigsten angewendeten Monofilamente?
7. Wie werden die Risikogruppen eingeteilt?
8. Wo setzt man das Monofilament zur Messung an?
9. Wie viele von wie vielen Tests müssen richtig sein?
10. Wann sollten auch Temperaturempfindungsmessungen stattfinden?
11. Was bedeutet Thermanästhesie?
12. Was bedeutet Thermhyp(er)ästhesie?

11.6 Antworten zur Wissensüberprüfung

1. Die lamellösen Endkörperchen der Nervenfasern (Corpuscula lamellosa).

2. Üblicheweise am Os metatarsale I, dem Apex I und dem Malleolus medialis und lateralis.

3. Indem man die Überlappungszone der Dreiecke an der daneben liegenden Gradierung abliest.

4. Sinnesempfindungen fallen aus und die Beziehung zur Neuropathie mit einem Ulkusrisiko steigt.

5. Wird kein Druck empfunden, ist es ein krankhafter Befund; also positiv.

6. Durch die Druckreizstärke. 1 g dient der Untersuchung am gesunden Fuß, 10 g dienen der Untersuchung am Risikofuß, 75 g werden bei schon bestehender PNP angewendet.

7. Risikogruppe 0 – Veranlagung, aber ohne Befund
   Risikogruppe I – Test positiv, aber keine weiteren Befunde
   Risikogruppe II – Test positiv, Fußdeformitäten vorhande.
   Risikogruppe III – Test positiv, Fußdeformitäten und schon gewesene Ulzerationen

8. Am MTK I, II, V, am Digitus 1 plantar, an der Ferse.

9. Zwei von drei Tests müssen gespürt werden.

10. Wenn bei den anderen Tests schon Störungen der Sensibilität festgestellt werden konnten.

11. Verlust des Temperaturempfindens.

12. Überempfindlichkeit für Wärme und Kälte.

Fragen

13. Worin liegt der Unterschied zwischen Thermhyp(er)ästhesie und der Thermhyperpathie?

14. Was im Körper registriert die Temperaturempfindungen?

15. Wird der Fußpuls in der Podologie gemessen?

16. Wo wird der Fußpuls palpiert?

17. Kann der Fußpuls bei der AVK palpiert werden?

18. Auf welches Krankheitsbild weist ein fehlender Fußpuls hin?

19. Ist der Fußpuls bei einer pAVK tastbar?

Antworten

13. Beides stellt eine Überempfindlichkeit gegen Wärme oder Kälte dar. Bei der Thermhyperpathie wird dieses aber erst viel später wahrgenommen, hält dafür aber umso heftiger und länger an.

14. Die Thermorezeptoren der Haut (Ruffini-Körperchen) und die Neuronen im Hypothalamus.

15. Nein, er wird palpiert.

16. Auf dem Fußrücken an der A. dorsalis pedis oder an der A. tibialis posterior, zwischen malleolus und der Achillessehne.

17. Nein.

18. Auf eine pAVK als eine Ursache des DFS.

19. Eigentlich nicht, es sei denn, es handelt sich um eine sogenannte Sonderform der pAVK.

12 Begleiterkrankungen

12 Begleiterkrankungen

Lernziele

- Unterscheidung von Ödemen
- Differenzierung der Gicht von anderen Krankheitsbildern
- Differenzierung des Rheumas von anderen Krankheitsbildern
- Erkennen von Komplikationen bei Infektionskrankheiten
- Erkennen von Komplikationen bei Allergien
- Kennenlernen der Medikamentengruppen

12.1 Ödeme

Ein Ödem ist die krankhafte Ansammlung von Gewebs- bzw. Lymphflüssigkeit im Raum zwischen den Gewebszellen (Interstitium), wodurch eine Schwellung entsteht. Ursachen für Ödeme sind:

- Abflussbehinderung der Lymphflüssigkeit, z. B. bei der Entfernung der Lymphknoten
- Behinderung des venösen Abflusses, z. B. durch Thrombosen oder Herzinsuffizienz, mit Ödemen an den abhängigen Körperpartien
- Vermehrte Kapillardurchlässigkeit, z. B. toxisch bei Insektenstichen
- Albuminmangel im Blut (Hypalbuminämie) mit Herabsetzung des onkotischen Drucks und des Wasservermögens des Bluts, wie bei nephrotischen Ödemen oder Hungerödemen (Eiweißmangelschaden = Dystrophie)
- Vermehrte Durchlässigkeit der Kapillaren, z. B. konstitutionell bedingt bei Frauen

Bei Herzinsuffizienz können die gestauten Venen die Gewebsflüssigkeit nicht ableiten, deswegen sammelt diese sich in den Beinen an. Zuerst sind es abendliche Knöchelödeme, später lagert sich die Flüssigkeit vor dem Schienbein (prätibial) oder auf dem Oberschenkel ab. Dieses Übergreifen nennt man Beinödeme.

Wenn das kranke Herz das Blutangebot nicht bewältigen kann, kommt es vor dem Herzen in der Leber, die viel Blut aufnehmen kann, zu den ersten Rückstauungserscheinungen (Stauungsleber). Liegt der Patient flach auf dem Bett, so sinkt der hydrostatische Druck in den Beinen. Die Gewebsflüssigkeit (Ödem) fließt zurück in das Venensystem und wird über die Nieren ausgeschieden. Der Patient muss nachts reichlich Wasser lassen.

Die prätibialen Ödeme werden in vier Klassen eingeteilt:

I. eben sichtbar bleibende Delle
II. deutlich sichtbar bleibende Delle
III. deutlich sichtbare tiefe Mulde mit ödematöser Verformung des distalen Unterschenkels
IV. wie III aber mit extremer Verformung der unteren Extremität

Bei der Dokumentation unterscheidet man nephritische (die Nieren betreffende) oder kardiale (das Herz betreffende) Ödeme. Diese treten meist beidseits auf.

Thrombotische oder statische Ödeme durch seitendifferierte Varikose (Krampfaderleiden) oder durch das Lymphödem (Lymphabflussbehinderung) findet man meist nur einseitig. Außerdem sind Ödeme von Gelenkschwellungen zu unterscheiden, die räumlich sehr begrenzt sind. Hier ist eine Bursitis oder ein Bindegewebsödem zu nennen.

12.2 Gicht (Urikopathie)

In der Anamnese wird auch nach der Gicht gefragt. Die Definition laut Pschyrembel: „In akuten Schüben oder primär chronisch verlaufende Purinstoffwechselstörung, die durch Ausscheidung von Salzen der Harnsäure an verschiedenen Körperstellen, besonders im Bereich der Gelenke (Arthritis urica), charakterisiert ist."

Äußere Einflüsse bilden zum Teil die Grundlagen und fördern Anfälle. Purinreiche Nahrung, Alkoholgenuss sowie körperliche Anstrengung, aber auch Unterkühlung zählen dazu. Besonders im Gewebe peripherer Gelenke fallen außen am Rand Natriumuratkristalle aus. Leukozyten (neutrophixale Leukozyten = farblich kenntlich zu machende weiße Blutkörperchen) können diese nicht abbauen, wodurch Proteine (Zytokine) und Biomoleküle (Mediatoren) freigesetzt werden, die in unmittelbarer Region zu akuter Entzündung führen.

Ein akuter Gichtanfall findet meist nachts oder am frühen Morgen statt. Heftige Schmerzen bei $^{2}/_{3}$ der Fälle im Großzehengrundgelenk. Seltene Fälle treten auch im Sprung- oder Fußwurzelgelenk auf. Das betroffene Gelenk ist hochrot, teigig geschwollen, heiß und sehr druckschmerzempfindlich. Manchmal greift diese Entzündung auch auf die umliegenden Sehnenscheiden oder Faszien über. Ein solcher Anfall kann bis zum Morgen andauern oder sogar ein paar Tage mit Frösteln und leichtem Fieber.

Eine chronisch-tophöse Gicht führt unter anderem zu Gelenktophi mit irreversablen Gelenkdestruktionen. Das Auftreten weiterer Begleiterkrankungen sind z. B. Fettstoffwechselstörungen (40 bis 60 % der Patienten) und Diabetes mellitus (manifest bei 10 bis 25 %, latent bei 25 bis 35 %), Adipositas und Leberschädigung.

Ein Arzt wird einen Gichtanfall gegebenenfalls mit nichtsteroidalen Antiphlogistika (z. B. Indometazin) oder in schweren Fällen mit ACTH und Glukokortikoide behandeln. Die Ruhigstellung des betroffenen Gelenks ist wichtig, außerdem können auch feuchte kalte Umschläge helfen. Als Prophylaxe zählt die Gabe von Urikostatika oder Urikosurika sowie Diät.

Ähnliche Symptome können unter anderem auch bei verschiedenen Formen der Arthritis, Psoriasis, Kollagenosen (systematisch entzündliche Autoimmunkrankheiten des Bindegewebes) auftreten.

Eine Arthritis ist eine Gelenkentzündung. Das Gelenk ist schmerzhaft geschwollen, überwärmt, in der Bewegung eingeschränkt, gegebenenfalls kommt es bei der seriösen Form der Arthritis zu Gelenkergüssen, zu Gelenkempyem bei der eitrigen Form und zur Rötung im akuten Zustand. Verläuft die Arthritis chronisch, steht der Funktionsverlust mit Destruktionen, Fehlstellungen, Kontrakturen und Ankylosen im Vordergrund.

Arthritis kommt u. a. bei endokrinen Störungen wie z. B. Diabetes mellitus oder Gelenkblutungen infolge von Störungen der Blutgerinnung vor, bei Neuropathien die Arthropathia neuropathica und die Charcot-Arthropathie.

Die Psoriasis-Arthropathie tritt bei ca. 5 % der Patienten mit Psoriasis unter Beteiligung des Bewegungsapparats auf. Häufig ist der Befall der kleinen Gelenke von Fuß und Hand. Bei Befall des Großzehengrundgelenks entsteht die sogenannte Pseudogichtattacke.

Die genannten Erkrankungen sind natürlich vielfältiger, erwähnt ist hier nur, was für die Anamnese in der Podologie von Bedeutung ist.

12.3 Rheuma

(PCP, primär bzw. progressiv chronische Polyarthritis)

Es handelt sich um eine schleichend beginnende Erkrankung, die zuerst die Gelenkinnenhaut der kleinen Körpergelenke, besonders der Fingergrund- und mittelgelenke, befällt. In ihrem Verlauf kann sie schubweise auf alle Gelenke übergreifen und zu ihrer Versteifung führen. Rheumatoid-Arthritis ist die internationale Bezeichnung, obwohl rheumatoid nur *rheumaähnlich* bedeutet.

Krankheitsbild

- 70 % Frauen jeden Alters
- 5 % Kinder
- häufig ab dem 20. bis 45. Lebensjahr
- 0,5 bis 1 % der Bevölkerung

Symptome

- Muskelschmerzen
- Müdigkeit
- Kältegefühl und *Einschlafen* der Finger bzw. Taubheitsgefühl
- starkes Schwitzen
- Appetitlosigkeit
- allgemeines Krankheitsgefühl

Erst wenn die sogenannte Morgensteifigkeit der Finger auftritt und Schwellungen kommen und gehen und dann bestehen bleiben, wird die Diagnose ausgesprochen.

Verlauf

- in Schüben
- immer mehr Gelenke sind betroffen
- fortschreitende Versteifung auch in anderen Körperbereichen
- Verknöcherung

Schon beteiligte Gelenke können nach dem ersten Schub auch eine vollständige Rückbildung für ein bis zwei Jahre oder länger erfahren, aber der Gesamtverlauf ist meist fortschreitend. Die Kniegelenke sind besonders sorgsam zu therapieren, da es sonst zu erheblichen Einschränkungen beim Gehen kommen kann.

Die Beteiligung von Organen ist möglich, aber eher selten, wie beispielsweise:

- die Funktionsstörung der Blutbildung im Knochenmark
- Knötchenbildung der Haut (Rheumaknoten)

Ursache/Entstehung

- Unbekannt
- Störungen des immunologischen Abwehrsystems

Die Rheumafaktoren werden als Fehlleistung des Abwehrsystems aufgefasst, sie stellen eine besondere Form von Antikörpern dar. Familiäre Häufigkeiten bieten keinen Beweis (wissenschaftlich gesehen) für die Ursächlichkeit. Auch Virusinfektionen sind als Ursache nicht bewiesen. Ein Virusinfekt könnte aber bei ererbter Krankheitsbereitschaft in einer langen Entwicklungskette am Anfang stehen. Andere äußere Einflüsse sind auslösende, nicht aber ursächliche Faktoren.

Es handelt sich hier um eine Erkrankung, deren Ursache nicht bekannt ist. Ärzte können nur die Auswirkungen behandeln, nicht aber die Ursachen. Auf die podologische Arbeit bezogen, kann hier auch nur symptomatisch behandelt werden, da die Ursache nicht bekannt ist.

Erkrankungen unbekannter Ursache sind nur symptomatisch zu behandeln.

12.4 Infektionskrankheiten

Der menschliche Körper ist jeden Tag unzähligen Mikroorganismen ausgesetzt. Viele dieser Organismen wie Bakterien und Viren können Erkrankungen, sogenannte Infektionserkrankungen, hervorrufen.

Das Immunsystem versucht mit mehreren Organen, wie z. B. dem Knochenmark, den Lymphbahnen und Lymphknoten, den Mandeln, der Milz und der Thymusdrüse, die Erreger zu bekämpfen. Auch die Haut gehört zu diesen Organen, die die Krankheitserreger bekämpfen. Sie bildet eine natürliche Barriere für Keime aller Art.

12.4.1 Hepatitis

Hepatitis ist eine Viruserkrankung, die die Leber schädigt. Zuerst wird eine Entzündung verursacht, später kann die Leber zerstört werden oder führt sogar zu Leberkrebs. Es ist zwischen dem akuten und chronischen Verlauf zu unterscheiden.

Fünf verschiedene Virusarten sind entdeckt worden. Diese wurden in der Reihenfolge ihrer Entdeckung A, B, C, D, E benannt. Es soll aber noch mehr Virusarten geben, die Hepatitis auslösen. Die Virustypen sind alle unterschiedlicher Natur.

Erregertyp A und E

Die Erreger vom Typ A und E werden vor allem über Fäkalien, verunreinigtes Wasser und Lebensmittel auf den Menschen übertragen. Sie haben einen akuten, kurzen Verlauf. Das Immunsystem wird in der Regel schon nach einiger Zeit mit dem Erreger fertig.

Erregertyp B, C und D

Diese werden über Blutkontakte und andere Körperflüssigkeiten wie Sperma und Scheidenflüssigkeit übertragen. Die Inkubationszeit beträgt 15 Tage bis sechs Monate, je nach Erregertyp. Sie verlaufen chronisch und können zu schweren Leberschädigungen führen.

Erste Anzeichen ähneln der einer Erkältungskrankheit:

- leichter Anstieg der Körpertemperatur
- Gliederschmerzen

- Müdigkeit
- gelbliche Verfärbung im Weiß des Auges
- Gelbfärbung der Haut

Häufigkeit

Typ B	Weltweit sterben sechs Millionen Menschen jährlich
Typ C	ca. 700.000 Menschen in Deutschland Bei A und C ist die Ansteckungsgefahr für Personen sehr häufig, die in medizinischen und Heilberufen tätig sind
Typ E	Meist gemeinsam mit Typ B in Entwicklungsländern verbreitet
Typ A	In Deutschland erkranken jährlich ca. 6.500 Menschen neu

12.4.2 AIDS/HIV

Das AIDS-Virus befällt nicht nur irgendwelche Zellen, sondern die T-Helferzellen des Immunsystems. Damit kann der Organismus den Befehl zur Produktion von Antikörpern sowie die Order für den Einsatz von T-Killerzellen geben, welche für die Vernichtung von virusbefallenen Zellen zuständig sind. Die T-Helferzellen werden in ihrer Zahl mit zunehmender Erkrankung immer weniger. Das Immunsystem wird dadurch zunehmend geschwächt.

Das AIDS-Virus kann sehr lange im Körper verharren, bis es zum Ausbruch kommt. Die Übertragung der RNA-Viren (AIDS) wird verursacht durch

- Körpersekrete, z. B. Blut, Sperma, Scheidenflüssigkeit,
- Bluttransfusion (geringes Risiko, jedoch noch immer möglich),
- Spritzbestecke (bei Drogenabhängigen),
- Übetragung des Virus von der Mutter auf das Ungeborene.

Erste Anzeichen

- Symptome einer Erkältungskrankheit,
- dann Fieberschübe,
- starke Gewichtsabnahme,
- häufig auftretende Hauterkrankungen (Herpes),
- im Folgenden schwere Infektionen,
- bis hin zum Tod.

12.4.3 Diabetes mellitus durch Virusinfektion

Jahreszeitliche Prävalenz mit dem Auftreten von Coxsackie Typ-B4-Viren (Enterovirus, bei der sogenannten Sommergrippe. Benannt nach Coxsackie, einer Stadt in den USA).

Dieses Virus ist weltweit verbreitet. Im Sommer wie im Herbst tritt diese Infektionskrankheit gehäuft auf. Die Übertragung findet fäkal-oral oder aerogen (Husten, Sprechen, Niesen) statt.

Es gibt den Typ A und B, mit zahlreichen verschiedenen Serotypen.

Klinisch sind vielseitige Krankheitsbilder zu nennen, z. B. das Hand-Fuß-Mund-Syndrom, Bläschenbildung (rötelartiges oder generalisiertes Exanthem) mit Ulzerationen, einer Inkubationszeit von fünf bis acht Tagen und einer Dauer von acht bis zwölf Tagen. Die Abheilung erfolgt ohne Krustenbildung. Des Weiteren sind Atemwegserkrankungen, Sommerdiarrhoe und die Virusmeningitis zu nennen.

Den Coxsackie-Viren wird eine Rolle als initialer Auslöser (engl.: trigger) der Insulitis bei Diabetes Typ 1 zugeschrieben. Dabei bedeutet Insulitis die Infiltration der Langerhans-Inseln, welches ein typisches Bild der Frühphase des Diabetes mellitus Typ 1 und dessen Vorstufen darstellt. Der ganze Abwehrprozess gegen das Virus geht auch mit einer Reaktion gegen die B-Zellen einher.

12.4.4 Allergien

Als Allergien bezeichnet man die Reaktion der Antigene und -körper.

Allergene sind Substanzen mit Antigencharakter, die die Bildung von Antikörpern im Organismus hervorrufen. Zum großen Teil handelt es sich um Eiweißstoffe, wie sie in Pollen (Blütenstaub), Hausstaub, Tierhaaren, Schimmelpilzsporen, Bestandteilen von Nahrungsstoffen, Kosmetika, Farbstoffen und auch Impfstoffen zu finden sind. Es sind Stoffe mit einem großen Molekulargewicht. Stoffe mit einem kleinen Molekulargewicht, wie sie in einigen Arzneimitteln und Kunststoffen vorkommen, können auch Allergien auslösen, haben aber noch keine Antigeneigenschaft.

Dieses sogenannte Präantigen in Verbindung mit einem körpereigenen Eiweißmolekül wird zum Vollantigen. Die Spezifität des gebildeten

Antikörpers richtet sich dabei dann z. B. gegen den Arzneistoff oder einen Teil des Stoffs. Der Antikörper prägt sich sozusagen diese Reaktion ein (prägende Gruppe) und reagiert nicht nur bei einem Arzneimittel oder Kunststoff, sondern auch bei allen anderen, die eine ähnliche Molekülstruktur haben. Beispiele von Wirkstoffen, die sich in Entwässerungstabletten und blutdrucksenkenden Mitteln befinden sind

- Sulfonamid
- Procain
- Benzothiadiazin

Zu einer allergischen Reaktion kommt es meist erst dann, wenn der Körper zum zweiten Mal Kontakt zu einem Allergen hat (Sensibilisierung = Empfindlichmachung). Sind nun erneute Kontakte aufgetreten, kommt es zur sogenannten Vollzugsphase. Als Folge werden je nach Antikörperreaktion auch H-Substanzen freigesetzt (Heparin, Histamin, Serotonin, Bradykinin). Erst wenn die H-Substanzen zur Freisetzung gelangen, lösen diese zum Teil recht schwerwiegende Krankheitsbilder aus.

Allergische Symptome

- Reaktionen der Haut
- Rötungen, Juckreiz, Quaddelbildung, Urticaria, charakteristische Hautausschläge
- Reaktionen der Schleimhäute
- Heuschnupfen. Schwellungen mit verstärkter Sekretproduktion bei Nase, Rachen und Augen
- Bronchialasthma
- Fieber
- Gelenkschwellungen, Ödeme

Die allergische Reaktion kann bereits nach einigen Stunden bzw. auch erst nach einigen Tagen auftreten, wobei die anaphylaktische Reaktion entweder mit damit verbundenen Atemkrämpfen und daraus resultierendem Herzrasen (Tachykardie) auftritt oder mit starkem Blutdruckabfall mit Schock und eventuell tödlicher Folge.

12.5 Medikamentengruppen

In diesem Kapitel werden einige der häufig angewendeten Medikamentengruppen bei Diabetes mellitus, Hauterkrankungen und weiteren Systemerkrankungen genannt. Detailliertere Informationen über die einzelnen Medikamente sind in entsprechender Fachliteratur zu finden. Es soll nur der Zusammenhang in Bezug auf Veränderungen der Haut und der Nägel beschrieben werden, sofern ein solcher besteht. Vor allen Dingen aber sollen Systemerkrankungen erkannt werden, über die der Patient selbst vielleicht keine Kenntnis hat und in diesem Zusammenhang mit Haut und Nagelveränderungen stehen.

Bei der Aufzählung wird die Bedeutung der Wechsel- und Nebenwirkungen hoffentlich deutlich genug dargestellt, um Symptomschilderungen abgrenzen zu können.

Beta-Blocker

Beta-Blocker dienen dem Diabetiker zur Sekundärprophylaxe von Myocardininfarkten und werden vor allem bei koronarer Herzerkrankung als wesentlicher Bestandteil der Therapie verabreicht. Beta-Blocker wurden auch schon gegen Lampenfieber angewendet. Einige Gruppen wirken auch gefäßerweiternd. Häufigste Nebenwirkung sind Schwindel durch Absinken des Blutdrucks (Der Patient muss sich hinlegen, die Beine höher lagern. Wenn keine Besserung eintritt, muss der Arzt verständigt werden).

Den Beta-Blockern wird in Bezug auf den Nagel die Onycholyse sowie auch Querfurchen-/Querrinnenbildung zugeschrieben. Außerdem kann der Zangennagel ein Symptom sein, ebenso subunguale Keratosen und diffuse Pigmentierungen. Kalte Hände und Füße sind typisch bei der Einnahme von Beta-Blockern. Zudem muss man gerade bei älteren Menschen darauf achten, dass sie nach der Behandlung langsam aufstehen und gestützt werden, damit ihnen nicht schwarz vor Augen wird.

Diuretika

Diuretika werden in drei Gruppen unterteilt und fördern die Harnausscheidung der Nieren. Die Konstanz und Regulation des Wasserhaushalts sind für die ungestörte Funktion praktisch aller Organsysteme unabdingbar. Die Blutmenge wird verringert und das Herz muss das Blut gegen einen geringeren Widerstand in den Kreislauf pumpen. Somit sinkt der Blutdruck. Wenn durch die Gabe zuviel Kalium ausgeschwemmt wird (beim Verzehr von Lakritze auf Bananen und Aprikosen umsteigen), wird eine Kombination gesucht.

Ist der Flüssigkeitsverlust zu groß, kann es zu einem Gichtanfall in der Großzehe kommen.

Beim Diabetiker wird genau geprüft, welche Gruppe verabreicht wird, da Wechselwirkungen mit anderen Medikamenten eintreten könnten. Sie werden überwiegend bei Herzinsuffizienz und der Behandlung von Ödemen verabreicht. Mit der Verabreichung können Hautrötungen entstehen und am Nagel die Onycholyse.

ACE-Hemmer

ACE-Hemmer vertragen sich nicht mit Diuretika, der Blutdruck kann bedrohlich abfallen. Die Behandlung mit Diuretika muss mehrere Tage zuvor beendet werden, bevor man mit der Anwendung von ACE-Hemmern beginnt.

ACE-Hemmer gehören zur Basistherapie bei arterieller Hypertonie. Bei der Behandlung der Herzinsuffizienz und zum Teil auch während der Behandlung nach überstandenem Herzinfarkt haben sich Substanzen dieser Stoffgruppe bewährt. Als Nebenwirkung könnte beispielsweise die Urtikaria auftreten. Nagelveränderungen sind eher Symptome der bestehenden Grunderkrankung. Es können aber Onycholysen oder Fotoonycholysen entstehen.

Im Fall einer Unverträglichkeit von ACE-Hemmern bietet sich alternativ die Substanzklasse der Angiotensin AT1-Antagonisten an.

Calcium-Antagonisten (Kalziumantagonisten, auch Kalziumkanalblocker genannt) (werden begleitend erwähnt und als Beispiel zur Problemorientierung auch anderer Medikamentengruppen angezeigt).

Im Vergleich zu Beta-Blockern und Diuretika sind Calcium-Antagonisten in üblicher Dosierung stoffwechselneutral. Welche Bedeutung sie bei der Verhinderung oder Verzögerung diabetischer Spätkomplikationen haben, ist noch unklar. Sie verhindern jedenfalls, dass die Blutgefäße weitgestellt bleiben. Dadurch sinkt der Blutdruck.

Im Übrigen sind Antagonisten Substanzen, die einen Effekt ganz aufheben oder abschwächen. Außerdem wirkt ein bestimmter Typ zusätzlich direkt auf den Herzrhythmus, der Herzschlag wird verlangsamt und die Herzkraft geschwächt. Die benannte Wirkstoffgruppe sollte bei koronarer Herzkrankheit und Angina pectoris (instabile Form) sowie nach Herzinfarkt nicht mehr in unretardierter Form angewendet werden. In Studien hat man den Verdacht geäußert, dass die Einnahme solcher Mittel über das Maß hinaus mit einer höheren Sterblichkeit einhergeht.

Lipidsenkende Therapie

Bei diabetischen Patienten ebenso wie beim Nichtdiabetiker ist die lipidsenkende Therapie wichtig für die Risikoreduktion. Bei Hypertonie und nach einem Myocardininfarkt (der überlebt wurde) ist diese Therapie sehr wichtig. Der hypertone Diabetiker ist ein Hochrisikopatient und bei ihm wird eine Risikofaktoren-Neutralisierung, bei entsprechender Endorganschädigung mit Absenkung des Cholesterin-LDL-Werts von unter 100 mg/dl, angestrebt. Auch hier sind die Systemerkrankungen eher für nageltypische Veränderungen zuständig.

CSE-Hemmer, die die Bildung des Cholesterins blockieren, können Muskelschmerzen wie beim Muskelkater hervorrufen. In Problemfällen können Muskel- und Nierengewebe zerstört werden. Auch hier können Hände und Füße stark kribbeln oder taub werden.

Thrombozytenaggregation

Die Thrombozytenaggregation ist ein wesentlicher Bestandteil des hypertonen Diabetikers. Gaben von niedrig dosierter Acetylsalicylsäure (75 bis 100 mg) werden empfohlen. Das bekannte ASS hat die besondere Eigenschaft, in dieser Dosierung gerinnungshemmend zu sein, wobei es ursprünglich eigentlich als Schmerzmittel gedacht war. Die Cholesterinwerte können ansteigen. Die Anfälligkeit für Infektionen ist auffällig, eine schwere Nebenwirkung wäre eine Leberschädigung mit Gelbsucht. Ebenfalls können sie die Wirkstoffe anderer Medikamente verstärken.

Andere Antikoagulanzien wie Heparin/Heparinoide und Indandione führen zu Querfurchen und -kerben sowie zu rötlichen Verfärbungen der Nägel und zu roten Querbändern.

Hexachlorophen (äußerlich)
Hexachlorophen wurde früher als Mittel zu Abtötung von Bakterien eingesetzt. Dieses ist eigentlich nicht mehr auf dem Markt und gilt als überholt. Erstaunlich ist allerdings, wo Patienten so etwas *ausgraben*! Dieses Präparat wirkt giftig und kann die Nerven schädigen. In diesem Zusammenhang werden nach längerer Anwendung Kribbeln (Ameisenlaufen) in Füßen und Beinen oder Händen und Armen sowie auch Taubheitsgefühle genannt.

Antihistaminika
Antihistaminika dienen dazu, allergische Reaktionen zu verhindern. Allerdings nicht vollständig, weil diese auch noch von anderen Substanzen ausgelöst und unterhalten werden. Auch hier wird sorgfältig ausgewählt, welches Mittel aus der Gruppe eingesetzt wird.

Gelegentlich kann sich die Haut an Händen und Füßen abschälen. In schwereren Fällen kann es z. B. auch zu Ödemen und schweren Herzrhythmusstörungen bis hin zum Herzversagen kommen, wenn bestimmte Inhaltstoffe zu hoch dosiert eingenommen werden, was häufig eher die Folge unsachgemäßer Eigenbehandlung ist.

Wirkstofffreie Cremes und Salben
Diese Mittel werden häufig bei Neurodermitis eingesetzt. Sie enthalten keine Wirkstoffe und sollen nur der Hautpflege dienen. Allerdings können auch hier allergische Reaktionen auftreten. In einigen Präparaten kann Erdnussöl enthalten sein, welches Allergien auslösen kann.

Bei harnstoffhaltigen Präparaten kann die Haut spannen oder Bläschen bilden. Als Ursache brennt dann die Haut, juckt oder schuppt. Es muss unbedingt beachtet werden, dass viele Produkte für Diabetiker Harnstoff enthalten!

Bufexamac (äußerlich)
Es gehört zu den nicht steroiden Antirheumatika, soll die Entzündung dämpfen und den Juckreiz stillen. Außerdem soll es auch das Wachstum von Bakterien und Pilzen hemmen. Dieses Präparat löst oft allergische Reaktionen aus, von verstärktem Jucken über Hautrötungen und Hautbrennen bis zur Hautschwellung und Bläschenbildung.

Glukokortikoide (äußerlich)
Mehr als 30 verschiedene, äußerlich anzuwendende Wirkstoffe aus der Gruppe der Glukokortikoide werden in Wirksamkeitsklassen von schwach bis sehr stark wirkend eingeteilt. Bei diesen Wirkstoffen sollen die Entzündungen abklingen, Juckreiz gelindert und die rasche Zellerneuerung verzögert werden. Sie helfen also, Symptome zu behandeln (keine Ursachen).

Bei den stärker wirkenden Wirkstoffen, die gegebenenfalls auch über einen längeren Zeitraum angewendet wurden, kann die Haut *pergamentartig* werden. Blutgefäße scheinen stärker durch, es können sich zahlreiche Pickel bilden, die sogenannte Steroidakne. Wunden heilen nur verzögert. Geschwürbildung ist möglich. Die feinen Äderchen der Haut erweitern sich, werden brüchig und platzen (Teleangiektasie)!

Nystatin, Imidazole, Ciclopirox, Amorolfin, Allylamine usw. sowie Kombinationen
Diese Wirkstoffe und deren Kombinationen in Verbindung mit Harnstoff oder anderen Hilfsmitteln dienen der Wachstumshemmung bei Pilzerkrankungen. Andere Medikamente, wie sie zur Blutverdünnung und Herzschwäche, Entzündungen oder auch in der Krebstherapie verwendet werden, schwächen die Wirkung einiger pilzhemmender Mittel. Daher ist eine Nagelpilzbehandlung meist sehr schwierig und Ergebnisse können gegebenenfalls erst nach langer Zeit erreicht werden. Gleichzeitig können pilzhemmende Tabletten die unerwünschten Wirkungen der Medikamente für die oben genannten Erkrankungen verstärken.

Es kann zur Rötung der Haut und Brennen bei äußerer Anwendung kommen. Bei Tabletten waren unter anderem Taubheitsgefühle in den Füßen sowie schwere allergische Hautreaktionen und viele weitere unerwünschte Nebenwirkungen festzustellen.

Medikamente für andere Erkrankungen
Antibiotika/Virostatika (Tetrazykline, Chloramphenicol, PAS/Sulfone, Zidovudine (AZT)) können ebenfalls Nagelveränderungen hervorrufen, z. B. Onycholysen, Fotoonycholyse, Nagelbettzyanose und streifige Pigmentierung. Penicillamin führt z. B. zu Nagelblasen und gelben Nägeln. Vitamin A/Retinoide und Beta-Karotin können zu Onycholyse, zu Querfurchen/-kerben, zu gelben Nägeln und zu subungualen Blutun-

gen führen. Schwermetalle (Au/Ag/Hg) bilden weiße Querbänder. Zytostatika führen unter anderem zur Onycholyse, zur Onychoschisis, zu Querfurchen/-kerben, zu weißen Querbändern, zur streifigen und/ oder diffusen Pigmentierung.

Anämie kann die Ursache der Bildung von Löffelnägeln, Onychoschisis und diffusen dunklen Pigmentierungen sein. Atemwegserkrankungen führen zu Skleronychie, die Avitaminosen bilden den Löffelnagel, Colitis ulcerosa färbt den Nagel total weiß und bildet die Uhrglasform. Hepatopathien können Uhrglasnägel bilden, führen aber zur totalen Weißfärbung mit gleichzeitig gelbem Nagel. Herz- und Gefäßkrankheiten bzw. Herz- und Lungenerkrankungen führen zur Nagelatrophie, bilden Onycholysen und gegebenenfalls Uhrglasnägel, Onychogryposen und Nagelbettzyanosen. Niereninsuffizienz führt zur fleckigen Weißfärbung und/oder weißen Querstreifen sowie distalen Erythemen oder Splitterblutungen. Bei den Infektioskrankheiten kommt es leicht zu Onycholysen, Querfurchen, weißen Querstreifen und gelben Nägeln.

Hier wird also deutlich, dass gegebene Medikamentierungen und vorhandene Erkrankungen in der Kombination zu (Haut-) Nagelveränderungen führen können. Selten ist nur eine Komponente ursächlich für die Nagelveränderungen zuständig.

12.6 Fragen zur Wissensüberprüfung

1. Was ist ein Ödem?
2. Wodurch kann es zu Ödemen kommen?
3. Wo im Körper sammelt sich die Gewebsflüssigkeit bei Herzinsuffizienz zuerst an?
4. Wie entsteht die Stauungsleber?
5. Warum gehen die Ödemansammlungen im Liegen zurück?
6. Wie werden die prätibialen Ödeme eingeteilt?
7. Wie werden die Ödeme unterschieden?
8. Welche Ödeme finden man nur einseitig?
9. Welche Differenzialdiagnostik kann gegebenenfalls gestellt werden?
10. Was ist Gicht?

12.7 Antworten zur Wissensüberprüfung

1. Eine krankhafte Ansammlung von Gewebs- bzw. Lymphflüssigkeit im Raum zwischen den Gewebszellen.

2. Durch Abflussbehinderungen der Lymphflüssigkeit, bei der Behinderung des venösen Abflusses, durch vermehrte Kapillardurchlässigkeit toxisch oder konstitutionell bedingt oder durch Albuminmangel.

3. Zuerst zeigen sich abendliche Knöchelödeme.

4. Das kranke Herz kann das Blutangebot nicht mehr bewältigen, es kommt vor dem Herzen in der Leber zu ersten Rückstauungserscheinungen.

5. Weil der hydrostatische Druck sinkt. Die Gewebsflüssigkeit fließt zurück in das Venensystem und wird über die Nieren ausgeschieden.

6. In vier Klassen:
   I. eben sichtbar bleibende Delle
   II. deutlich sichtbar bleibende Delle
   III. deutlich sichtbare tiefe Mulde mit ödematöser Verformung des distalen Unterschenkels
   IV. wie III. aber mit extremer Verformung der unteren Extremität

7. In nephritische Ödeme oder in kardiale Ödeme und thrombotische und statische.

8. Die thrombotischen und die statischen.

9. Ob es sich um eine Bursitis oder ein Bindegewebsödem handelt.

10. Gicht ist eine primär oder chronisch verlaufende Purinstoffwechselstörung.

Fragen

11. Was beeinflusst die Entstehung der Gicht?

12. Welche Symptome zeigt ein akuter Gichtanfall?

13. Welche Begleiterkrankungen können ebenfalls Gichtanfälle auslösen?

14. Ähnliche Symptome wie der Gichtanfall zeigen auch andere Krankheitsbilder. Welche sind dies?

15. Welche Symptome zeigt die Arthritis?

16. Welche Ursachen gehen der Arthritis voraus?

17. Die Psoriasis-Arthropathie zeigt die gleichen Symptome am Großzehengelenk wie ein Gichtanfall. Wie wird dieses Krankheitsbild genannt?

18. Welche uncharakteristischen Symptome zeigen sich bei Rheuma?

19. Wann erst wird die Diagnose Rheuma ausgesprochen?

20. Wie verläuft die rheumatische Erkrankung?

21. Was stellen die sogenannten Rheumafaktoren dar?

22. Gewählte Therapieformen bei Rheuma sind sehr unterschiedlich. Warum ist dies so?

Antworten

11. Purinreiche Nahrung, Alkoholgenuss, körperliche Anstrengung und Unterkühlung.

12. Ein hochrotes, geschwollenes Gelenk, welches teigig geschwollen, heiß und sehr druckschmerzempfindlich ist.

13. Fettstoffwechselstörungen und Diabetes mellitus sowie Adipositas und Leberschädigungen.

14. Verschiedene Formen der Arthritis, Psoriasis und Kollagenosen.

15. Eine schmerzhaft geschwollene, überwärmte, in der Bewegung eingeschränkte Gelenkentzündung.

16. Endokrine Störungen wie Diabetes mellitus oder Gelenkblutungen infolge von Störungen der Blutgerinnung. Häufig aber auch bei Neuropathien.

17. Pseudogichtattacke.

18. Muskelschmerzen, Müdigkeit, Kältegefühl, Taubheitsgefühl, starkes Schwitzen, Appetitlosigkeit und ein allgemeines Krankheitsgefühl.

19. Wenn eine sogenannte Morgensteifigkeit besteht.

20. Erst in Schüben immer mehrerer Gelenke, mit zunehmender Versteifung bis hin zur Verknöcherung.

21. Sie stellen eine besondere Form von Antikörpern dar.

22. Da die Ursache der rheumatischen Erkrankung nicht bekannt ist, können nur die Auswirkungen dieser Erkrankung behandelt werden und diese können von Patient zu Patient sehr unterschiedlich sein.

Fragen

23. Welche Organismen rufen Infektionskrankheiten hervor?

24. Welche Viruserkrankungen sind aus der Podologie bekannt?

25. Wie definiert man Allergien?

26. Wann kommt es zu einer Allergie?

27. Welche allergischen Symptome können genannt werden?

28. Wann können die allergischen Reaktionen auftreten und zu welchen Komplikationen können diese führen?

Antworten

23. Bakterien und Viren.

24. Hepatitis, AIDS/HIV.

25. Als Allergien bezeichnet man die Reaktion der Antigene und Antigenkörper.

26. Meist erst dann, wenn der Körper zum zweiten Mal Kontakt zu einem Allergen hat (Sensibilisierung).

27. Rötungen, Juckreiz, Quaddelbildung, Urtikaria und charakteristische Hautausschläge.
    An den Schleimhäuten machen sich Allergien als Heuschnupfen mit Schwellungen und verstärkter Sekretproduktion in Nase, Rachen und in den Augen bemerkbar.
    Im weiteren Verlauf kann es zu Bronchialasthma, Fieber und Gelenkschwellungen sowie Ödemen kommen.

28. Bereits nach einigen Stunden oder erst nach einigen Tagen treten erste Symptome einer allergischen Reaktion auf. Die anaphylaktische Reaktion kann mit Atemkrämpfen, Herzrasen, starkem Blutdruckabfall oder mit Schock in Erscheinung treten.

13 Beweglichkeit der unteren Extremitäten

13 Beweglichkeit der unteren Extremitäten

Lernziele

- Unterscheidung der Funktion der Gelenke
- Feststellung der Mobilität
- Erkennen der Fußdeformitäten
- Verständnis über die Schuhzurichtungen
- Beobachtung des Gangs

13.1 Beweglichkeit

Der Grad der Beweglichkeit eines Gelenks ist zu messen (Mobilitätseinschränkung). Abweichungen können Aufschluss über Verspannungen oder auch Kontrakturen der Gelenke geben.

Die Inspektion der belasteten Füße findet von vorn und von der Seite statt. Die Breite des Vorfußes sowie die Höhe der Fußlängswölbung, der Weichmantelteil des Fußrückens, die Vorfuß- und Zehenstellung werden hier berücksichtigt (sinnvollerweise, bevor der Patient sich gesetzt hat. Ältere Patienten sind nicht mehr so flexibel).

Anschließend dreht sich der Patient zur Beurteilung der Knöchelgabelkonfiguration, des Fersenauftritts, der Rückfußachse sowie der Wadenmuskulatur von hinten um.

13.2 Funktion der Gelenke

Die Beweglichkeit der Gelenke ist bei entspannter Muskulatur zu testen. Der Patient sitzt hierzu im Behandlungsstuhl, wobei der Fuß auf der Beinauflage liegt. Es ist zwischen Hypomobilität (Bewegungseinschränkung) und Hypermobilität (Überbeweglichkeit) zu unterscheiden. In der Sagittalebene wird die Beweglichkeit des ersten Strahls im Metatarsokuneiforme-I-Gelenk beurteilt. Dazu werden die vier lateralen Metatarsale nach oben und unten bewegt. Im Normfall sollte die plantare und dorsale Verlagerung ungefähr gleich sein. Hypermobilität nach dorsal führt zu einer druckschmerzhaften Mehrbeschwielung (Overload-Syndrom).

Die Chopart-Gelenklinie beurteilt man, indem eine Hand den Kalkaneus umfasst und in Neutralstellung, d. h. in erster Linie zur Längsachse der Tibia fixiert, umschließt die andere Hand den Vorfuß unmittelbar distal der Chopart-Gelenklinie und führt eine Vorfußwringung im Sinn einer Inversion und Eversion aus. Dabei ist nicht nur auf das Bewegungsausmaß allein zu achten, sondern gleichzeitig auch auf die Bewegungsebene.

So können z. B. Patienten mit einem erworbenen Knick-/Senkfuß infolge einer Tibialis-Posterio-Sehnenruptur ein volles Bewegungsmaß aufweisen, jedoch ist dabei die Bewegungsebene oft zur Eversion verschoben, so dass keine Inversion mehr möglich ist.

13.3 Mobilität (Beweglichkeit der Fußgelenke)

Beim Test der Fuß- und Zehengelenke kommt es dem Podologen lediglich auf die Prüfung ihrer Beweglichkeit an. Versteifte Fuß- und Zehengelenke bergen grundsätzlich die Gefahr einer Fehlbelastung und somit die Neigung zur Ulkusbildung. Eine Trittspur/Podografie (Fußabdruck) dient dazu, die Fußform (z. B. Hohlfuß) und plantare Fehlbelastungen des Fußes sichtbar zu machen und bildlich zu fixieren.

- Der gesunde Fuß (Pes rectus) zeigt fünf Zehenfelder, ein vorderes und ein hinteres Sohlenfeld mit einem Verbindungsstreifen.
- Der Plattfuß (Pes planus) ist an der Längsachse eingesunken, auch der mediale Fußrand bildet sich ab und zeigt eine breite, flächenhafte Fußsohle.
- Der Hohlfuß (Pes cavus oder excavatur): Bei diesem fehlt der Verbindungsstreifen zwischen Vorfuß und Fersenbein. Dies entsteht durch eine Supination (Drehung der Fußunterseite nach innen), des Kalkaneus und eine Pronation (Drehung der Fußinnenseite nach außen) des Vorfußes.
- Der Knickplattfuß (Pes planovalgus), der aus einem Platt- und Knickfuß (Pes valgus) besteht, hat eine medial ausgebuchtete Trittspur, wobei das Fersenbein (Kalkaneus) in Pronationsstellung steht.

- Der Knickfuß (Pes valgus) ist durch seine Knickung zwischen Oberschenkelachse und Ferse gekennzeichnet. Dadurch springt der innere Knöchel deutlich hervor. Am Schuh ist dies gut durch die Ausweitung der inneren Schuhwandung zu erkennen, gleichzeitig ist der Absatz an der Innenseite abgetreten.
- Der Klumpfuß (Pes equinovuras) ist meist angeboren, kann aber auch nach Infektionskrankheiten (Kinderlähmung) und nach Schlaganfällen erworben sein. Die Auftrittsfläche ist meist der Fußaußenrand, in seltenen Fällen sogar der Fußrücken, Mittel- und Vorfuß sind stark adduziert.
- Der Hackenfuß (Pes calcaneus) zeigt eine extreme Dorsalflexion. Der Fuß ist nach oben gezogen und kann weder aktiv noch passiv nach unten über die Normalstellung (rechter Winkel) gesenkt werden.
- Der Senkfuß (Insufficientia pedis) ist eine Vorstufe des Plattfußes. Es kommt hier zum Einsinken des Längsgewölbes des Fußes. Bei dieser Fehlform gibt es keine Skelettveränderungen.
- Der Spitzfuß (oder Pferdefuß, Pes equinus) ist in Beugestellung fixiert (plantarflexiert) und kann weder aktiv noch passiv nach dorsal über die Normalstellung gehoben werden. Er ist das Gegenstück zum Hackenfuß.

Folgende Fußdeformationen werden unterschieden:

- Spitzfuß (Pes equinus)
- Hackenfuß (Pes calcaneus)
- Knickfuß (Pes valgus)
- Senkfuß (Insufficientia pedis), Vorstufe zum Plattfuß
- Plattfuß (Pes planus)
- Spreizfuß (Pes transversoplanus)
- Hohlfuß (Pes cavus oder excavatus)

13.3.1 Hallux valgus

Beim Hallux valgus besteht eine starke Abknickung der Großzehe im Grundgelenk zur Kleinzehenseite. Ursache ist an erster Stelle der Spreizfuß, wobei der erste Mittelfußknochen nach medial abweicht, die

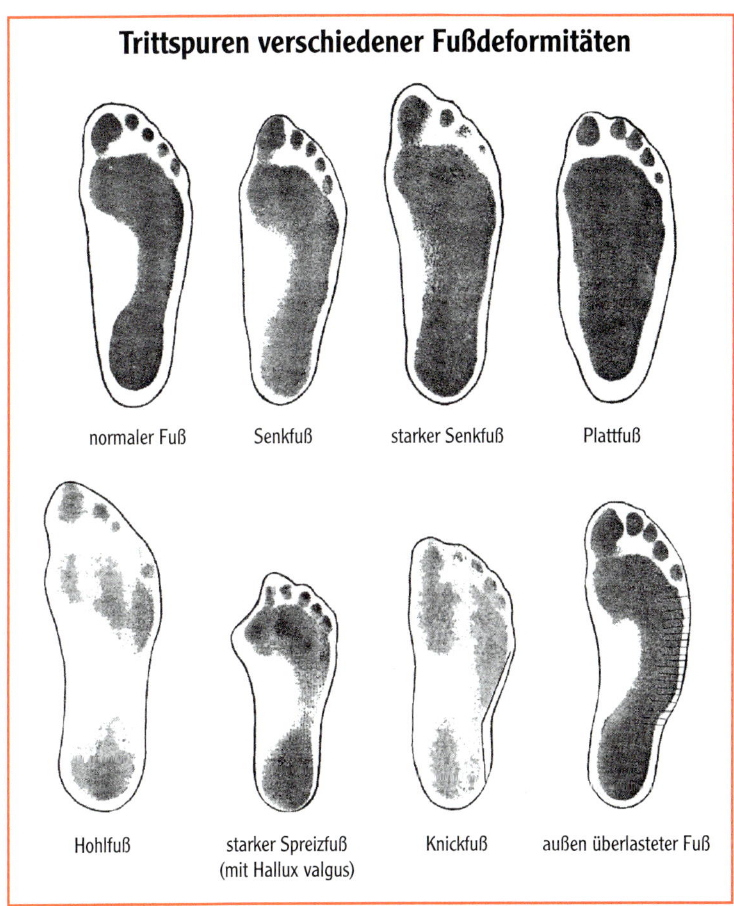

Trittspuren verschiedener Fußdeformitäten

Großzehe dagegen wird durch das Schuhwerk nach lateral gedrückt. Häufig kommt es gleichzeitig zur Verdrehung der Zehe.

13.3.2 Hallux rigidus

Bevorzugt von arthrotischen Veränderungen ist das mediale Sesambeinchen betroffen (vereinfacht ausgedrückt). Bei teils ziehenden, teils elektrisierenden Schmerzen an der Plantarseite der medialen Großzehenhälfte, besonders nach vorausgegangener Hallux-Operation, ist immer an eine Irritation des N. hallucis zu denken.

Pathognomonischer Untersuchungsbefund ist ein extremer Druckschmerz unmittelbar proximal des medialen Sesambeins mit Auflösung distaler Kribbelparästhesien im Versorgungsbereich.

13.3.3 Hammer- und Krallenzehen

Krallenzehen sind seltener zu sehen. Bei dieser Deformation steht die Dorsalextension des medialen Phalangealgelenks im Vordergrund. Beim Stehen berührt die Zehenspitze des Patienten in der Regel nicht den Boden. Beugedeformitäten an den IP-Gelenken sind schon vor der Krallenzehdeformität zu sehen. Oft entwickeln sich die Krallenzehen aus Hammerzehen. Auch am MP-Gelenk handelt es sich zunächst um eine weiche Deformität, die erst später in eine dorsale Kontraktur mit Subluxation und Luxation des MP-Gelenks übergeht.

Da die verschiedenen degenerativen Kleinzehendeformitäten einheitlicher Ursache uneinheitlich und missverständlich bezeichnet werden, hat Verdini vorgeschlagen, einheitlich den übergeordneten Ausdruck *Hammerzehenfehlstellung* mit definierter Graduierung einzuführen. Dabei sind an jedem Zehengelenk vier Grade von Fehlstellungen zu unterscheiden. Die Klassifizierung der Hammerzehenfehlstellung erfolgt dann regelhaft in der Reihenfolge MTP-, PIP- und DIP-Gelenk (Metatarsale Phalangs, Proximale inter Phalangs, Distales inter Phalangs).

Klassifizierung

0 keine Fehlstellung
1 dynamische Fehlstellung (manuell ausgleichbar oder nur bei Belastung auftretend)
2 kontrakte Fehlstellung (manuell nicht ausgleichbar)
3 kontrakte Luxation

Diese Fehlformen sind häufig Folge von Platt-, Hohl- oder Spreizfuß. Außerdem treten diese bei peripheren Polyneuropathien, insbesondere beim diabetischen Fuß, auf.

13.3.4 Degenerative Kleinzehendeformität

Dies betrifft eine Insuffizienz der sogenannten Intrinsik-Muskeln (M. interossei und lumbricales). Hinzu kommt eine Schwächung bzw. ein Ausfall der Beugekräfte am Zehengrundgelenk, da dieses nur von den Intrinsik-Muskeln versorgt wird. Infolge des Übergewichts der Zehenstrecke gelangen die MTP-Gelenke in eine Hyperextensionsstellung bzw. dorsale (Sub-)Luxationsstellung. Die nachgeordneten proximalen und distalen Interphalangealgelenke (PIP- und DIP-Gelenke) werden konsekutiv in Fehlstellung gedrängt (Ferdini bezeichnet diese Fehlstellung als Intrinsic-Minus-Deformität).

13.4 Schuhgebrauchsspuren

Die Schuhe des Patienten geben weitere wichtige Informationen über die Füße. Hierbei sollte der Schuh sowohl von außen als auch von innen begutachtet werden. Abriebstellen der Schuhsohle geben Aufschluss über die Gehabwicklung des Patienten und über eventuelle Fehlstellungen und dadurch bedingte Fehlbelastungen des Fußes. Ausstülpungen des Oberleders im Zehenbereich deuten auf zu enges bzw. zu kurzes Schuhwerk oder auf Zehenkontrakturen hin.

Die Schweißspur auf der Brandsohle der Schuhe gibt Aufschluss über die Belastung des Fußes. Bei einer gesunden Fußstellung sind keine großen Farbunterschiede zu erkennen. Je auffälliger diese Farbunterschiede jedoch sichtbar sind, desto schwerer sind die Fehlbelastungen des Fußes.

13.5 Schuhzurichtungen

Die beschriebenen Veränderungen durch die PNP helfen bei der Entscheidung, ob der Patient geeignetes Schuhwerk besitzt. Auf der Vorderseite der als Beispiel dargestellten Karteikarte wäre dies einzutragen. Aber warum?

Bei Diabetes mellitus ohne PNP, AVK und Fußdeformation kann der Patient einen Konfektionsschuh tragen. Allerdings sollte der Schuh zumindest folgende Eigenschaften besitzen:

- atmungsaktives Material
- weiches Schuhschaftobermaterial
- Breite, Länge und Höhe im Vorfußbereich sollte ausreichend sein
- keine Nähte im Vorderschaft
- kleiner Pufferabsatz
- Möglichkeiten für Einlagen
- Möglichkeiten zur Änderung
- geringes Gewicht

Diese Aufzählung zeigt, wie wenig dies mit der Realität zu tun hat. Es ist umso wichtiger, den Patienten darüber aufzuklären, dass Qualität auch in diesem Fall besser ist als Quantität!

Bei Diabetes mellitus ohne PNP/AVK, aber mit Fußdeformitäten, kann der Patient auch – wie bereits erwähnt – Konfektionsschuhe tragen. Allerdings muss hier Rücksicht auf die gegebenen Fußdeformitäten genommen werden. Die Schuhe sollten orthopädieschuhtechnisch abgeändert, gegebenenfalls auch mit bettenden Einlagen versehen werden.

Zur Herabsetzung der auf den Vorfuß wirkenden Kräfte bei z. B.

- Metatarsalgie,
- Hallux rigidus etc.

können Abrollhilfen zur Verkürzung des vorderen Hebelarms eingesetzt werden. Innen- und Außendeformitäten des Fußes oder des Fußrückens können durch Aussparungen oder Polsterungen verändert oder angepasst werden. Hier ist die Palette, die der Orthopädieschuhtechniker zu bieten hat, reichlich und interessant.

Bei Diabetes mellitus mit PNP/AVK und Fußdeformitäten gibt es die bereits erwähnten orthopädisch zugerichteten Konfektionsschuhe oder die sogenannten orthopädischen Aufbau- oder Spezialschuhe für Diabetiker. Diese Schuhe sollten folgende Kriterien erfüllen:

- verschiedene Schuhweiten
- Obermaterial und Schaftpolster sowie Fütterung sollten passgerecht sein und nachgeben können
- keine Nähte
- weiter Einstieg

- variable Verschlüsse am Schuh bei Pseudoarthrose (wegen tageszeitlicher Volumenschwankungen)
- Sohlenpartie sollte schon versteift sein oder es sollte die Möglichkeit hierfür bestehen
- großes Innenraumvolumen für diabetesadaptierte Weichbettung

Bei Diabetes mellitus und PNP/AVK sowie Fußdeformität und Zustand nach Ulkus kann oben genanntes Schuhwerk zur Anwendung kommen. Häufig aber kommen orthopädische Maßschuhe zum Einsatz: knöchelhoch, Sohlenversteifung, Ballen- und Mittelfußrolle, Bettung, die gleichmäßig und schalenförmig bettet. Auch hier gibt es noch vielfältigere Möglichkeiten.

Bei Diabetes mellitus und PNP/AVK sowie hochgradiger Deformität bzw. Osteoarthropathie kommen orthopädische Stiefel mit verschiedensten Bauelementen oder alternativ Innenschuhe und Orthesen zum Einsatz, gegebenenfalls auch Stützlaschen, die schon im Unterschenkelbereich einwirkende Kräfte abfangen.

Bei Zustand nach Fußteilamputation wird der Amputationsstumpf entweder prothetisch versorgt oder orthopädische Zurichtungen werden an Serienschuhen ausgeführt.

Die Versorgung bei akutem Ulcera erfolgt mit einem diabetischen Fuß in Vollausprägung mit Malum perforans pedis. Hier sorgt die Orthopädietechnik für die nötige Mobilität des Patienten.

Unerwünschte Immobilisation sowie instabile Glukosewerte mit erhöhtem Insulinbedarf, schlechtere Durchblutung des Fußes, Gefahr einer Thrombophlebitis, Entkalkung des Skeletts und schließlich die erhöhte Gefahr von Druckstellen an der Ferse können so verhindert werden.

Werden die hier genannten Faktoren berücksichtigt, können so die besten Voraussetzungen für die Heilung des Ulkus oder eines Malum perforans pedis geschaffen werden.

Ob nun Zurichtungen an Konfektionsschuhen mit Einlagen, Unterschenkelorthesen, Innenschuhe oder orthopädische Schuhe die bessere Lösung sind, wird von Fall zu Fall entschieden. Mit unserem Wissen z. B. aus den Unterrichtsfächern Orthopädie und Orthopädieschuhtechnik, können dem Patienten Ratschläge erteilt und gemeinsam mit seinem Orthopäden und dem Orthopädieschuhtechniker nach der sinnvollsten Lösung gesucht werden.

13.6 Gang

Beobachtet man die Patienten, sobald sie die Praxis betreten, können einige Rückschlüsse auf die Funktionalität der unteren Extremitäten gezogen werden.

- Das Verkürzungshinken, welches Folge einer Fraktur, einer Operation oder durch Wachstum sein kann. Deutlich hierbei ist, dass sich der Körper in der Standphase in der Richtung des verkürzten Beins senkt.
- Beim Schonhinken, bedingt durch Schmerzen in der Haut (Blasen), an der Fußsohle (Callositas), in der Muskulatur oder in den Gelenken, wird die Belastungszeit der schmerzenden Extremität verkürzt.
- Das Versteifungshinken, soweit es aus der Hüfte erfolgt (auch Hüfthinken genannt), wie z. B. bei einer Arthrodese des Hüftgelenks, wird die Wirbelsäule stark belastet. Der Patient schwingt sein Bein und dreht dabei sein Becken.
- Bei Muskelerkrankungen kommt es zu den unterschiedlichsten Belastungsmerkmalen während des Gehens.

Andere Gangbilder ergeben sich auch nach Teilamputationen, Entlastungsprothesen und anderen Gehhilfen. Dabei werden Gehhilfen nicht immer nur aufgrund von Knochen- oder muskulären Veränderungen genommen. Sie dienen dem Patienten auch als Sicherheit. Ein Patient mit einer Gehhilfe muss demnach nicht zwingend eine Gehbehinderung haben.

Das Verkürzungshinken, das Schonhinken, jede Art von Versteifungshinken und andere Auffälligkeiten beim Gehen, erleichtern dem Podologen somit die Entscheidung zur Therapieabfolge.

13.7 Fragen zur Wissensüberprüfung

1. Was wird bei der Funktion der Gelenke unterschieden?
2. Welche Gefahr birgt ein unbewegliches/kontraktes Gelenk am Fuß?
3. Welche Fußdeformitäten gibt es? (sieben).
4. Wie beschreibt man den Hallux valgus?
5. Wie werden die Kleinzehendeformitäten klassifiziert?
6. Bei welchen Fußdeformitäten sind die Kleinzehendeformitäten die häufigste Folge?
7. Welche Folgeerkrankung bei Diabetes mellitus führt außerdem zu Kleinzehendeformierungen?
8. Welche Symptome zeigt der Hallux rigidus?
9. Was kann man an den Schuhgebrauchsspuren ablesen?
10. Welchen Schuh kann ein Diabetiker ohne PNP und AVK und ohne Fußdeformitäten tragen?
11. Welchen Schuh kann ein Diabetiker ohne PNP und AVK und mit Fußdeformitäten tragen?
12. Welchen Schuh sollte ein Diabetiker mit PNP und AVK sowie auch mit Fußdeformitäten tragen?

13.8 Antworten zur Wissensüberprüfung

1. Die Hypomobilität und die Hypermobilität.

2. Die daraus resultierende Fehlbelastung kann zu Ulzerationen führen.

3. Spitzfuß, Hackenfuß, Knickfuß, Senkfuß, Plattfuß, Spreizfuß, Hohlfuß.

4. Als starke Abknickung der Großzehe zur Kleinzehenseite hin und Abweichung des Mittelfußknochens nach medial.

5. Von 0 bis 3.
   0 keine Fehlstellung
   1 dynamische Fehlstellung
   2 kontrakte Fehlstellung
   3 kontrakte Luxation

6. Beim Platt-, Hohl- oder Spreizfuß.

7. Die peripheren Polyneuropathien beim DFS.

8. Ziehende, elektrisierende, starke Schmerzen und extreme Druckempfindlichkeit. Außerdem distale Kribbelparästhesien.

9. Die Gehabwicklung, Fehlstellungen und dadurch Mehrbelastungen, Ausstülpungen und andere Gebrauchsspuren.

10. Einen Konfektionsschuh, aber aus entsprechend gutem Material.

11. Einen Konfektionsschuh, aber orthopädieschuhtechnisch verändert und ausgestattet.

12. Orthopädisch zugerichtete Konfektionsschuhe oder sogenannte orthopädische Aufbau- oder Spezialschuhe für Diabetiker.

Fragen

13. Welche Schuhe kann ein Diabetiker mit PNP, AVK, Fußdeformitäten und nach Ulzeration tragen?

14. Was verrät das Gangbild des Patienten?

Antworten

13. Auch vorher genannte orthopädisch zugerichtete Diabetikerschuhe. Häufiger werden aber orthopädische Maßschuhe angefertigt.

14. Ob eine Fraktur vorhanden war, eine Operation gemacht worden ist, Wachstumsstörungen oder Schmerzen vorhanden sind. Außerdem die unterschiedlichsten Belastungsmerkmale, die auf die verschiedensten Krankheitsbilder hinweisen können.

14 Tabellen

14 Tabellen

14.1 Lage- und Richtungsbezeichnung

Ebenen	
Sagittalebene	Alle vertikalen Ebenen des menschlichen Körpers
sagittal	parallel zur Medianebene
Medialebene	Sagittalebene, die den Körper in zwei seitengleiche Hälften teilt
median	in der Medianebene
Frontalebene	Liegt parallel zur Stirnfläche und steht damit senkrecht zu beiden vorgenannten Ebenen
Transversalebene	Querschnittsebene des Körpers
transversal	quer zur Körperlängsachse
longitudinal	entlang der Körperlängsachse
aszendierend	aufsteigend
deszendierend	absteigend

Richtungen	
lateral	zur Seite hin gelegen
medial	zur Mitte hin gelegen
median	in der Mitte gelegen
paramedian	neben der Mitte gelegen
cranial, kranial	kopfwärts, zum Schädel hin
caudal	fußwärts, nach unten hin
sakral	zum Kreuzbein hin gelegen
ventral	nach vorne
ektop	am falschen Ort gelegen

Richtungen	
Bei der Medianebene unterscheidet man die beiden Körperhälften	
dexter	rechts
sinister	links

Richtungen	
bezüglich des Körperzentrums	
distal	vom Körper entfernt gelegen
proximal	zum Körper hin gelegen
frontal	von vorne

Zusätzliche Richtungsbezeichnungen, die an Hand und Fuß angewendet werden	
externus	außen gelegen
palmar	handflächenseitig
plantar	fußsohlenseitig
dorsal	nach hinten
volar	hohlhandseitig
axial	zu einer gedachten Gliedmaßenachse hin gelegen
abaxial	von der gedachten Gliedmaßenachse weg gelegen
profundus	tief
superficialis, -e	oberflächlich
posterior	hinten liegend, dorsal
superior	der, die, das weiter oben gelegene
inferior	der weiter unten gelegene (caudalis wird heute häufiger benutzt)
anterior	vorn liegend, ventral

Bewegungen	
Flexion	Beugung
Extension	Streckung
Rotation	Drehung
Supination	Außenrotation
Pronation	Innenrotation
Abduktion	Wegführen, Seitwärtsspreizen
Adduktion	Heranführen, Einwärtsspreizen

14.2 Der Fuß

Fibula	Wadenbein
Tibia	Schienbein (Schienenbein)
Talus	Sprungbein
OSG	Oberes Sprunggelenk
USG	Unteres Sprunggelenk
Calcaneus, Kalkaneus	Fersenbein
Os naviculare	Kahnbein
Tuberositas ossis navicularis	Medizinische Randspalte zum Talus
Os cuneiforme	Keilbein 1 – 3
Chopard-Gelenklinie	Meditorsale Gelenkreihe. Primär als Amputationslinie beschrieben
Sharp-Gelenklinie	Im Bereich der Metatarsalknochen
Lisfranc-Gelenklinie	Tarsometatarsalgelenklinie
Os cuboideum	Würfelbein
Os metatarsale 1 - 5	Mittelfußknochen
Phalanx proximalis	Zehengrundgelenk 2 – 5
Phalanx media	Zehenmittelgelenk 2 – 5
Phalanx distalis	Zehenendgelenk 2 – 5
Phalanx distalis hallucis	Zehenendgelenk der Großzehe
Phalanx proximalis hallucis	Zehengrundgelenk der Großzehe
Caput, Corpus, Basis	Bezeichnung/Einteilung des Ossis metatarsalis

14.3 Muskulatur des Fußes

Musculi interossei	Zwischenknochenmuskeln
Musculi lumbricales	Fußspulmuskeln
Musculus (pl. Musculi)	Muskel, -n
M. abductor digiti minimi	Abzieher der kleinen Zehe
M. abductor hallucis	Abzieher der großen Zehe (zweiköpfig)
M. extensor digitorum brevis	Kurzer gemeinsamer Zehenstrecker
M. extensor longus	Langer gemeinsamer Zehenstrecker
M. extensor hallucis brevis	Kurzer Großzehenstrecker
M. extensor hallucis longus	Langer Großzehenstrecker
M. fibularis	Langer Wadenbeinmuskel
M. fibularis brevis	Kurzer Wadenbeinmuskel
M. flexor digitorum brevis	Kurzer gemeinsamer Zehenbeuger
M. flexor digitorum longus	Langer gemeinsamer Zehenbeuger
M. flexor hallucis brevis	Großzehenbeuger
M. flexor hallucis longus	Langer Großzehenbeuger
M. gastrocnemius	Zwillingsmuskel der Wade
M. plantaris	Sohlenspanner
M. quadratus plantae	Viereckiger Sohlenmuskel
M. soleus	Schollenmuskel
M. tibialis anterior	Vorderer Schienbeinmuskel
M. tibialis posterior	Hinterer Schienbeinmuskel
M. triceps surae	Dreiköpfiger Wadenmuskel
Muskellogen	Abteilung für einzelne Muskeln oder Muskelgruppen (gebildet von Muskelbinden)

14.4 Fuß- und Zehendeformitäten

Hallux valgus	Nach außen abgezogene große Zehe, häufig Begleiterscheinung beim Spreizfuß
Hallux rigidus	Versteiftes Großzehengrundgelenk. Bei Hallux rigidus und Hammerzehe (versteiftes Endglied) liegen die Zehen in oder unter der Fußsohlenebene
Hallux varus	Zur Mitte des Körpers angezogene große Zehe
Hallux	Große Zehe
Quintus varus	Stellung der Kleinzehe nach innen
Digitus malleus	Hammerzehe (claw toe, engl. = Krallenzehe)
Hallux flexus	Versteifung des Großzehengrundgelenks. Zwei verschiedene Deformitäten, die in beiden Fällen die Zehen in Krallenstellung über das Niveau der Fußsohlenebene erheben
Digitus superductus	Überlagerung einer Zehe
Digitus subductus	Unterlagerung einer Zehe
Adaption/Adaptation	Langfristige Anpassung des Knochens an eine veränderte Beanspruchungssituation
Pes calcaneus	Hackenfuß
Pes calcaneusexcavatus	Hackenhohlfuß
Pes cavus	Hohlfuß
Pes valgus	Knickfuß
Pes planovalgus	Knick-Plattfuß
Pes metatarsovalgus	Knick-Platt-Spreizfuß
Pes planovarus	Knick-Senkfuß
Pes planus	Platt-Senkfuß
Pes adductus	Sichelfuß
Pes equinus	Spitzfuß
Pes metatarsus, pes transversus	Spreizfuß
Schaukelfuß	Längsgewölbe ist stärker als beim Plattfuß durchgetreten, schlecht zu korrigieren

14.5 Haut und Hauterkrankungen

Haut	
Cutis	Haut
Epidermis	Oberhaut
Stratum corneum	Hornschicht
Stratum lucidum	Leuchtschicht
Intermediärzone	Zwischenzone
Stratum granulosum	Körperzellenschicht
Stratum spinosum	Stachelzellschicht
Stratum basale	Basalschicht
Corium, Korium, Dermie	Lederhaut
Stratum papillare	zapfenartige Bindegewebsvorstülpungen
Stratum reticulare	Netzschicht
Subcutis	Unterhaut

Dermatosen (allgemeine Hauterkrankungen)	
Exkoriation	Hautabschürfung
Ehlers-Danlos-Syndrom	Hyperelastizität der Haut
Ekzem	Allergische Reaktion der Haut
Mazeration	Erweichung der Haut
Naevus	Muttermal
Purpura	Exanthemische Hautblutung durch Störung der Blutgerinnung
Pruritus	Juckreiz der Haut
Pernionen	Frostbeulen
Psoriasis	Schuppenflechte
Neurodermitis	Juckflechte
Lichen ruber planus	Papulöse Hautkrankheit
Teleangiektasien	Auf der Haut bleibende Erweiterungen kleiner oberflächlicher Hautgefäße, wie z. B. an den Unterschenkeln bei chronisch venöser Insuffizienz (rot)
Besenreiservarizen	Dicht unter der Haut fast parallel verlaufende erweiterte, kleinste Venen (blaurot)
Varizen	Krampfadern
Thrombophlebitis	Venenentzündung
Ulcus cruris	Unterschenkelgeschwür
Gangrän	Fressendes Geschwür, Brand

Dermatosen (allgemeine Hauterkrankungen)	
Malum perforans pedis	Bildung nekrotischer Geschwüre an der Fußsohle bei Nervenerkrankung
Hyperkeratose, eigentlich Hyperkeratosis	Übermäßig starke Verhornung
Keratose, Keratosis	Verhornung, insbesondere der Haut
aus Hyperkeratosis und Keratose	Hyperkeratose
Callositas	Schwiele
Rhagade	Hautriss, Schrunde

Dermatomykosen	
Trichophyten	Erreger, die für den Hautpilz verantwortlich sind
Microsporum	Fadenpilze
Epidermophyten	Krankheitserregende Hautpilze
Candida	Gattungsbegriff für Sprosspilze
Aspergillom	Schimmelpilz auf der Haut, auch Gießkannenschimmelpilze genannt
Scopulariopsis brevicaulis	Schimmelpilz am Nagel

Schweißdrüsenfunktionen an den Füßen	
Hyperhidrosis	Schweißabsonderung
Bromhidrosis	stark riechende Schweißabsonderung
Anhidrosis	keine Schweißabsonderung

Verrucae	
Verruca vulgaris	Warze
Verruca juvenilis	Jugendliche Warze
Verruca plantaris	Fußsohlenwarze
Verruca senilis	Alterswarze
Granuloma pediculatum	Gutartiger Tumor. Gestielte, pilzförmige Geschwulst, z. B. der Haut

Clavi	
Clavus, pl.: Clavi	Hühnerauge, Hühneraugen
Clavus durus (cd)	Harter Clavus
Clavus miliaris (cmil)	Hirsekornartiges Clavus

Clavi	
Clavus mollis (cm)	Weicher Clavus
Clavus neurofibrosus (cnf)	Clavus mit Bindegewebseinlagerungen und Nervenenden, plantar
Clavus neurovascularis (cnv)	Clavus mit Nervenden und Kapillaren
Clavus vascularis (cv)	Clavus mit Kapillarerweiterung
Clavus papillaris (cp)	Clavus mit erweiterter Hautpapille
Clavus spina	Dornschwiele

Reine Farbveränderung im Bereich der Haut	
bei Entzündungen	rot
durch Pigmenteinlagerung	alle Farben
Erythem	flächenhafte Rötung
Erythrodermie	gesamte Hautoberfläche

Effloreszenzen	
Effloreszenzen	Formen krankhafter Hautveränderungen
Squama	Schuppen
Crusta	Krusten
Zysten	Geschlossenes, sackartiges Geschwulst
Urtica	Quaddeln
Papel	Knötchen
Nodus, Tumor	Knoten
Vasicula	Blase
Pustula	Pustel
Erythem	Entzündliche Rötung
Rubor	Röte
Tumor	Schwellung
Calor	Überwärmung
Dolor	Juckreiz/Schmerz
Functio laesa	Funktionsverlust
Erosion	Kleine Verletzung mit Epidermisverlust (blassrosa am ganzen Körper zu finden, regeneriert ohne Narbenbildung)
Cicatrix	Narbe
Erysipel	Ödematös scharf begrenzte Rötung der Haut, z. B. bei Wundrose
Macula	Fleck

Sonstiges	
Bursa	Schleimbeutel
Fissur	Riss
Hämatom	Bluterguss
Pigmente	Farbstoffe im Körper

14.6 Nagel und Nagelerkrankungen

Aufbau des Nagels	
Unguis (latein.), Onycho (griech.)	Nagel (ist eine Keratinscheibe), Hornplatte
Corpus unguis	Nagelkörper
Perionychium	Nagelfalz
Radix unguis	Nagelwurzel sitzt in der Nageltasche
Matrix unguis	Bildet die Nagelwurzel. Zellen sind erst kubisch, die Stachelzellen in Polyederform, werden zum freien Nagelrand gezogen und verhornen dann. Die Hornbildung nennt man Keratinisierung
Dorsal unguis	Wird in der oberen Matrixlippe gebildet, dort verhornen die Zellen schneller
Intermediär Unguis	Wird in der unteren Matrixlippe gebildet, gibt aber mehr Hornzellen ab
Ventral Unguis	Ist die dritte Schicht der Nagelplatte, liegt am freien Rand des Nagels, die Hornmasse baut sich aus relativ lockeren und unregelmäßigen Bestandteilen auf, was bei Erkrankungen des Nagels stark verdicken kann
Lunula	Nagelmond. Hier sind die Nagelzellen noch nicht vollständig verhornt und enthalten noch Keratohyalinkörper. Dadurch kommt es zur vermehrten Lichtreflexion, was der Lunula die weiße Farbe verleiht
Eponychium (Epithel)	Legt sich seitlich und proximal auf den Nagelrand
Kutikula	Verhornter proximaler Teil des Eponychiums (Nagelhäutchen)
Paronychium (Epithel), Vallum unguis	Nagelwall
Solum unguis oder Lektullus	Nagelbett

Aufbau des Nagels	
Hyponychium (Epithel)	Epithel des Nagelbetts
Margo liber	Freier Nagelrand
Sohlenhorn	Verhornter Teil des Hyponychiums
Sulcus	Furche

Nagelerkrankungen	
Onychosen	allgemeine Nagelerkrankungen, Deformierungen
Onychodystrophie	Störung des Nagelwachstums (auch für allgemeine krankhafte Veränderungen am Nagel)
Onychie oder Onychia subungualis	Nagelbettentzündung
Onychia perungualis	Entzündung der Nagelhautränder
Onycholysis	Partielle Nagelablösung vom Nagelbett
Onycholysis semilunaris	Halbmondförmige Nagelablösung am distalen Ende
Skleronychia	Erbliche Verdickung und Verhärtung der Nagelplatte mit Onycholyse und verstärkter konvexer Krümmung (nach außen gewölbt)
Skleronychia acquisita	Verdickte, gelbliche Nagelplatte. Lunula ist nicht mehr sichtbar
Onychoauxis	Vermehrung des Nagels (Nagelverdickung)
Onychogryposis	Krallenartige Verbildung der Nägel
Onychorrhexis	Aufsplitterung des Nagels in Längsrichtung
Onychoschisis	Parallele Aufsplitterung der Oberfläche
Leukonychia	Weißfärbung
Onychophym	Zunahme der Dicke und Verbreiterung des Nagels oder mehrerer Nägel
Onychomadese	Ausfallen der Nägel
Onychatrophie	Verkrümmung des Nagels
Onychalgie	Überempfindlichkeit der Nägel
Onychotillomanie	Herausreißen der eigenen Nägel
Onyx	Hornhautabszess in der Form eines Nagels, oft bei Digitus 5
Onychoarthroosteo-dysplasie	Erbliche Systemerkrankung mit dem Leitsymptom Nageldysplasie
Onychocryptosis	Eingewachsener Zehennagel

Nagelerkrankungen	
Onychopathie	Erkrankung des Nagels durch schmerzlose subunguale Pusteln, Verdickung des Nagels und krümelige Zerstörung (Osteoarthrophathia psoriatica)
Dolichonychie	Langer Nagel
Onychophagie	Nägelbeißen
Unguis incarnatus	Eingewachsener Nagel
Unguis inflexus	Nagel zum Apex gebogen
Unguis retroflexus	Nagel zum Zehenrücken gebogen
Unguis convolutus	Krankhafte Krümmung des Nagels, auch erblich
Onychomykose	Nagelpilz
Tinea unguium	Bezeichnet auch den Nagelpilz
Nagelpsoriasis	Nagel mit sogenanntem Ölfleck
arzneibedingte Nageldystrophien	Arzneibedingte Nagelveränderungen
Pachyonychie	Verdickung des Nagels durch Entwicklungsstörung des Nagelbetts mit Papillenhypertrophie
nichtmykotische Paronychien	Hier handelt es sich um eine eher bakteriell chronische Form, Schwellungen können über Wochen und Monate vorhanden sein
Paronychie	Nagelumlaufentzündung des Nagelwalls mit Rötung und Schwellung durch Mykosen, Viren oder Bakterien
Brachyonychie	Nagel und Nagelbett sind breiter als lang
Papageienschnabelnägel	Symmetrische Hyperkurvatur des freien Nagelrands
haken- und klauenartige Nägel	Eine oder beide meist kleine Zehennägel (D5) sind oft klauenartig abgerundet
Hypertrophie und subunguale Hyperkeratose	Veränderungen, die zu Nagelvergrößerung und -verdickung durch Einfluss auf die Matrix führen
subunguale Splitterblutung	Die feine Kapillaren zerreißen in den longitudinalen dermalen Leisten (vielfältige Ursachen)
subunguales Hämatom	(Vielfältige Ursachen) zur Bildung eines Blutergusses unter der Nagelplatte

Klassifikation	
distale und laterale subunguale Onychomykosen, proximale subunguale Onychomykosen, superfizielle Onychomykosen, Endonyx-Onychomykosen, totale dystrophische Onychomykosen	Verantwortlich für die verschiedenen Formen sind die Eintrittspforten der Pilze am Nagelorgan
Onychomykose eponychiale (5 %)	Umschriebene Trübung und Aufrauung an den proximalen und lateralen Teilen der Nagelplatte. Ansiedelung der Myzeten im subungualen Spalt
Onychomykose hyponychiale (95 %)	Drängen matrixwärts in die Nagelplatte, diese verformt sich, lockert auf
subunguale Exstose	Knochenwucherung unter dem Nagel
subunguales Hämatom	(hier) unter der Nagelplatte
subungunale Hyperkeratose	Hornhautbildung unter dem Nagel
Pterygium	Wachstum des Nagelhäutchens über die Nagelplatte (z. B. beim Raynaud-Syndrom)
Koilonychie	Löffelnagel
Onychophosis	Glasige Verhornung des Nagelfalzes
Beau-Reil-Querfurchen	Querrillen im Nagel
Papageienschnabelnagel	Verstärkte, palmarwärts gerichtete Verkrümmung
Unguicularis	Zum Nagel gehörend
Unguis hippocraticus/ Uhrglasnagel	Häufig vorkommend, z. B. bei Grundleiden wie Herz-, Lungenerkrankungen usw

14.7 Polyneuropathie

Die Polyneuropathie ist durch das Polyneuritissyndrom gekennzeichnet. Sie stellt eine nicht primär entzündliche Erkrankung einer mehr oder weniger großen Anzahl peripherer Nerven dar. Besondere Verlaufsformen der Liquorsymptome (Flüssigkeitsansammlungen, Ödeme) und Lokalisationstypen sind die Areflexie (Fehlen der Reflexe) und die strumpf- oder handschuhförmig abgegrenzten Sensibilitätsstörungen.

Weitere Formen sind die metabolische Polyneuropathie bei Diabetes mellitus, die parainfektiöse Polyneuropathie, allergische oder durch Endoxine bedingte Schädigungen bei virogenen oder bakteriellen Infektionskrankheiten, die toxische Polyneuropathie, z. B. bei Alkoholpolyneuropthie, Blei- oder Arsenvergiftung sowie bei Arzneimittelnebenwirkungen.

Die urämischen, motorischen, sensiblen und/oder trophischen Störungen der Polyneuropathie im Versorgungsbereich der peripheren Nerven zeigen sich bevorzugt an den unteren Extremitäten.

Die distal-symmetrische, überwiegend sensible Polyneuropathie ist auch hier die häufigste Form und kommt in jedem Alter vor. Sie ist nur bedingt abhängig von der Diabetesdauer, kann also schon nach kurzer Diabetesdauer subjektive symmetrische Beschwerden verursachen, meist an den Füßen beginnend, im Gegensatz zur diabetischen Neuropathie, die eine sehr enge Beziehung zur Diabetesdauer herstellt.

Die Insulintherapie dient dem Ziel der Eumetabolisierung!

Der neuropathische Schmerz ist der Ruheschmerz!

Ist die pAVK mit der diabetischen Neuropathie und einer Mikroangiopathie vergesellschaftet, kommt es zum diabetischen Fußsyndrom, bei dem z. B. die Cladicatio nicht wahrgenommen wird!

Nephropathie ist die Manifestation der Mikroangiopathie an den Nieren (Glumerulosklerose).

Die Nierenerkrankung bei Diabetes mellitus ist abhängig von der Diabetesdauer und einer stoffwechselguten exakten Hypertonieeinstellung. Sie korreliert mit dem Auftreten einer diabetischen Retinopathie.

Die Retinopathie ist eine der häufigsten Erblindungsursachen. Ihr Auftreten ist gegebenenfalls in Abhängigkeit von oben genannten Faktoren zu sehen.

Die Makulopathie (Sammelbegriff für unterschiedlich stark ausgeprägte Sehschärfe) ist häufig als begleitende Diagnose zu finden.

15 Fachbegriffe

A

Abdomen Bauch, Unterleib

ACE-Hemmer Kurzbezeichnung für chemische Substanzen, die die Angiotensin-Converting-Enzyme hemmen

Adaption Anpassung des Knochens an eine veränderte Beanspruchungssituation

additiv Hinzukommend; sich summierend

Adipositas Fettleibigkeit

Ätiologie Beschreibt die einer Krankheit zugrunde liegende Ursache

ätiologisch Ursächlich, begründend

Alopecia areata Kreisförmiger Haarausfall

Alopecia totalis Totaler Haarausfall auf dem Kopf, auch Ausfall der Wimpern, Brauen etc.

Alopecia universalis Haarausfall am ganzen Körper und Nageldystrophie

Aminosäuren Karbonsäuren, bei denen ein Wasserstoffatom durch eine Aminogruppe ersetzt wird. Aminosäuren sind die wichtigsten Bausteine der Eiweißkörper

Analgesie Aufhebung der Schmerzempfindung

Analgetikum Schmerzstillendes Mittel

analgetisch Schmerzstillend

analog Übereinstimmend, entsprechend

Analyse Zergliederung eines Ganzen in seine Teile

analytisch Zergliedernd

Anamnese (griech.) Erinnerung

Anatomie Die Lehre vom Körperbau des Menschen und seinen Organen

Angiographie Röntgenographisches Verfahren zur Darstellung von Blutgefäßen

Angioneuropathie Zusammengefasste Bezeichnung für funktionell bedingte Gefäßerkrankungen mit Neigung zu vasomotorischen Dystonien

Angiopathie Allgemeine Bezeichnung für Gefäßleiden

Angiopathia diabetica Ein durch Diabetes mellitus bedingtes Gefäßleiden

Angioplastie	Als transluminale Angioplastie wird die Aufdehnung krankhafter Blutgefäßverschlüsse mittels eines, an einem Katheter befestigten, Ballons bezeichnet, durch den eine Engstelle gespreizt wird
Angiose	Eine durch gestörten Stoffwechsel entstandene, degenerative Gefäßerkrankung
Anhidrose	Stark verminderte oder ganz fehlende Schweißsekretion
Ankylodaktylie	Angeborene Gelenkversteifung der Finger oder Zehen in Beugestellung
Ankylose	Knöcherne Versteifung eines Gelenks als Endzustand eines meist entzündlichen Gelenkprozesses
anulär; Anulus (lat.)	Ringförmig; Ring
Apoplex, -ie	Schlaganfall
Area (lat.)	Fläche, Feld, umschriebener Bezirk
Arthropathia neuropathica	Gelenkerkrankung mit schwerster atrophischer und hypertrophischer Gelenkverformung
atherogen	Eine Arteriosklerose erzeugend
Atrophie	Bezeichnet den Schwund von Organen und Gewebe, Zellen; Gewebsstrukturen und Organaufbau bleiben aber erhalten
atrophisch	An Atrophie leidend
Autolyse	Selbstverdauung. Abbau von Organprotein durch freigegebene Zellenzyme
autonom	Selbständig, unabhängig, nach eigenen Gesetzen lebend
AVK	Arterielle Verschlusskrankheit (obliterierende Artheriopathie) der unteren Extremitäten

B

Basis	Grund, Grundfäche, auf der etwas entstehen kann
BE	Abk. für Broteinheit
Beta-Blocker	Medikamente u. a. zur Blutdrucksenkung
Bilirubin	Rötlich-brauner Gallenfarbstoff

biomechanisch Bezeichnet die Körperbewegung unter dem Gesichtspunkt ihrer Beschreibung durch die Gesetze der klassischen Mathematik

Blutzuckerwert blood sugar level (engl.), auch Blutzuckerspiegel Bezeichnet die Glukosekonzentration im Blut

BMI Abk. für Body-Mass-Index. Maß zur Beurteilung des Körpergewichts

Bypass (engl.) Umleitung; Herstellung der Durchblutung durch Einsatz von Kunststoffprothesen oder eines Venenstücks anstelle des kranken Venenteils oder als Umleitung der undurchgängigen Arterie

B-Zellen Beta-Zellen. Insulinproduzierende Zellen der Langerhans-Inseln des Pankreas

C

canaliformis Rinnen- oder röhrenförmig

canalis (lat.) Kanal, Gang

Candidiasis Hautpilzerkrankung

Carotin Gelblicher Farbstoff

charakteristisch Bezeichnend, kennzeichnend für jemanden oder etwas

Charcot Jean-Martin Charcot (1825 – 1893), frz. Neurologe aus Paris, u. a. mit Pierre Janet, Vertreter der Hypnoseschule

Charcot-Arthropathie Neuropathische Gelenkerkrankung; chronisch-progressive Degeneration einer oder mehrerer Gelenke, durch Störungen der Schmerzwahrnehmung, Fehlen der gelenkprotektiven Mechanismen (Gelenkschwellung, Instabilität, Hyperthermie, atrophische und hypertrophe Veränderungen des Knochens); Schmerzen sind eher gering, neurologische Störungen wie Tabes dorsalis oder diabetische Neuropathie

Chemotherapie Therapie zur Hemmung von Infektionserregern oder von Tumorzellen im Organismus

Chromonychien Farbanomalie der Nageloberfläche

chromosomal Das Chromosom betreffend

chronisch Langsam verlaufend, sich langsam entwickelnd

Claudicatio intermittens (lat.)
Intermittierendes Hinken, das ein typisches Symptom peripherer arterieller Durchblutungsstörungen, unzureichender Durchblutung im Muskel ist. Erzeugt durch eine Anhäufung von Milchsäure mit daraus resultierender Schmerzauslösung, welche zum kurzfristigen Ausruhen zwingen. Wird nach Fontaine in Stadien eingeteilt

Corpus unguis (lat.) Nagelkörper

C-Peptid Indikator für die Insulinproduktion

CT Abk. für Computertomografie; röntgendiagnostisches, computergestütztes bildgebendes Verfahren

D

Darmmotilität Bewegungsvermögen des Darms

DD Abk. für Differenzialdiagnose

defekt (lat.) Wegbleiben, ausfallen, fehlen

Degeneration Anhäufung ungünstiger Erbmerkmale. Durch natürlichen Verschleiß, Nichtgebrauch, Altern oder durch Krankheit bedingter erwarteter Abbau und Verschlechterung von Zellen, Organen oder Körperteilen, mit denen eine allgemeine Funktions- und Leistungsminderung der betroffenen Teile verbunden ist

degenerativ Aus der Art schlagen, entarten

Dehydration Austrocknung

Dermatologie Lehre von den Hauterkrankungen

Dermatom Hautgeschwulst

Desoxy- Wortteil, der das Fehlen von Sauerstoffatomen oder Hydroxylgruppen in den chemischen Verbindungen bezeichnet

Destruktion Zerstörung

DFS Diabetisches Fußsyndrom

Diabetes Harnruhr, Durchgang, Durchfluss

Diabetes mellitus Zuckerharnruhr, Zuckerkrankheit. Erkrankung der Inselzellen der Bauchspeicheldrüse (auch andere Hormondrüsen können betroffen sein) mit der Folge, dass sich eine mangelhafte Kohlenhydratverwertung in einem erhöhten Blutzuckergehalt und Glykosurie äußert

Diagnose Erkennung und systematische Bezeichnung einer Krankheit

Differenzierung Kritische Unterscheidung

DIP Abk. für Distales Interphalangealgelenk

Disposition, erbliche Empfänglichkeit des Organismus für bestimmte Krankheiten

Dyschromie Hautverfärbung

Dystonie Störung, die auf eine Fehlregulation des vegetativen Nervensystems zurückzuführen ist

E

Ekzem Nicht ansteckende Entzündungsreaktion der Haut mit Juckreiz

Emotion Gemütsbewegung, heftiges Gefühl, Erregung

Emphysem Aufblähung. Lungenleiden

Endo Wurzel

endogen Von innen kommend

endokrin In das Blut absondernd

Endokrinopathie Sammelbegriff für Erkrankungen der hormonellen Systeme

Endothel Einschichtiges Plattenepithel (neue Bezeichnung: Schuppenepithel) zur Innenauskleidung von z. B. Herz, Blutgefäßen inkl. der Kapillaren

Epidermis Oberhaut

Eponychium Das sich auf Nagelwurzel und Nagelrand legende Epithel des Nagelwalls

erosiv (lat.) Durch Erosion entstanden

Erysipel Wundrose. Akute Entzündung der Dermitis, meistens durch betahämolysierende Streptokokken der Gruppe A

Erythrodermie Rötung, Schuppung und ödematöse Schwellung der gesamten Haut mit Juckreiz, Spannungsgefühl und Frösteln

Exanthem (griech.) Entzündlicher Hautausschlag auf großen Bereichen der äußeren Haut

exanthematisch Durch einen Hautausschlag hervorgerufen; mit einem Hautausschlag verbunden

exogen Außerhalb des Organismus entstanden

Extension Streckung

F

Faktor (lat.) Mitwirkende, mitbestimmende Ursache

Fettsäuren, essenzielle Lebenswichtige Fettsäuren

Follikel (Drüsen)bläschen, kleiner Schlauch, Säckchen (z. B. Haarbalg, Lymphknötchen)

follikular, follikulär Schlauchartig

Follikulitis Überwiegend durch Straphylococcus aureus verursachte Entzündung des Haarfollikels. Zeigt sich als gerötetes, schmerzhaftes Knötchen mit zentraler, von einem Haar durchbohrter Pustel

funktionell Die Funktion betreffend

Furunkel Überwiegend aus einer Follikulitis hervorgerufene akute, eitrige Entzündung

Furunkulose Rezidives oder kontinuierliches Auftreten einzelner oder mehrerer Furunkel an verschiedenen Körperteilen, hauptsächlich bei Personen mit Abwehrschwäche

Fußphlegmone Eitrige interstitielle Entzündung

Fußsenkerparese Die Lähmung der Fußsenker führt zu Krallen- oder Hammerzehen, gilt als typisches Zeichen der Neuropathie

G

Gangrän Gewebsnekrose, überwiegend durch Blutunterversorgung. Das betroffene Gewebe zerfällt durch Verwesung und Autolyse und verfärbt sich als Folge von Hämoglobinabbau

Gastroparese	Lähmung der Magenmotilität mit Entleerungsstörungen, besonders bei fester Nahrung
Generalisierung	Ausbreitung krankhafter Prozesse auf ein ganzes Organsystem bzw. auf den ganzen Körper
-genese	Wortteil mit der Bedeutung *Erzeugung, Entstehung*
genetisch	Die Vererbung betreffend, erblich bedingt
Glomeruli	Kleinste Kapillarknäuel der Niere
Glukose	Traubenzucker
Glykogen	Speicherzucker
Glykosylierung	Ablagerung von Glukosemolekülen an Eiweißstrukturen im Körper. Fördert bei Diabetes mellitus die Schädigung betroffenen Gewebes, dies wiederum begünstigt die Entwicklung der Folgeerkrankungen. Dient u. a. zur Bestimmung des HbA1c
granulös	Körnig, gekörnt
granulum (lat.)	Körnchen

H

Häm-, hämo- (lat.)	Wortteil mit der Bedeutung *Blut*
Hämatom	Bluterguss
Häm(h)idrosis	Blut schwitzen, Absonderung rot gefärbten Schweißes
Hämochromatose	Bräunliche Verfärbung der Haut und anderer Organe durch eisenhaltige Pigmente infolge zerstörter roter Blutkörperchen oder bei einer Eisenstoffwechselstörung mit starker Anlagerung in die Leber und Bauchspeicheldrüse
Hämoglobin	Roter Blutfarbstoff
desoxygeniertes	Fehlen von Sauerstoffatomen im roten Blutfarbstoff
Hämostatikum	Blutstillendes Mittel
hämostatisch	Blutstillend
Hand-Foot-Mouth-Disease (engl.)	Hand-Fuß-Mund-Krankheit. Viruserkrankung mit charakteristischen Exanthemen an Händen und Füßen und im Bereich der Mundschleimhaut

hap-, hapl- haplo-, (griech.)
Einfach, nur einmal vorhanden, von einfacher Struktur

Hapalonychie Abnorme Weichheit der Finger- und Zehennägel

Haphalgesie Eine durch leichte Berührung ausgelöste, subjektive Schmerzempfindung (z. B. auch bei Hysterie)

HAV Abk. für Hepatitis-A-Virus

Hb Abk. für Hämoglobin

HbA1c Blutzuckerlangzeitwert

HBV Abk. für Hepatitis-B-Virus

HCV Abk. für Hepatitis-C-Virus

HDL Cholesterin mit protektiver Wirkung

HDV Abk. für Hepatitis-D-Virus

Head-Zonen Segmentale Bezirke der Haut, die bestimmten inneren Organen zugeordnet sind und bei Erkrankung dieser Organe charakteristische Schmerzmerkmale aufweisen

hemi- (griech.) Wortteil mit der Bedeutung *halb, zur Hälfte, halbseitig, teilweise*

hemianopisch Halbseitenblind

Hemianopsie Halbseitenblindheit. Ausfall einer Hälfte des Gesichtsfelds einer oder beider Augen, dessen Ursache in der Schädigung der Sehnervfaserbündel liegt

Hemipankreatektomie
Operative Entfernung eines Teils der Bauchspeicheldrüse

Hemiparese Halbseitige, leichte Lähmung. Leichtere Form der Hemiplegie

Hemiplegie Motorische Lähmung einer Körperseite

Hepar Leber

Heparin In manchen Organen, besonders in der Leber, vorkommender Stoff, der die Bildung des Blutgerinnungsenzyms Thrombin verzögert

Hepatargie Insuffizienz der Leber

Hepatitis Entzündungen der Leber, vor allem die durch Hepatitisviren hervorgerufenen Formen der akuten Leberentzündung

Hepatopathien	Allgemeine Bezeichnung für Leberleiden
hereditär (lat.)	Erblich, die Vererbung betreffend
Herpes simplex	Pantrope, wahlweise auf die Nerven gerichtete Viruserkrankung durch Primärinfektion mit Herpes simplex-Virus oder durch Reaktivierung von in Ganglien bestehenden Viren
Herzinfarkt	Untergang eines Gewebebezirks des Herzens nach schlagartiger Unterbrechung der Blutzufuhr in den Herzkranzgefäßen infolge von Koronarthrombose, Embolie in den Koronarien, Koronarsklerose oder durch Koronarstenose. Je nach Lokalisation wird nach Vorderwand-, Hinterwand- oder Seitenwandinfarkt unterschieden
Herzinsuffizienz	Unzureichende Funktionsleistung des Herzens (Herzmuskel) als Begleit- und/oder Folgeerscheinung verschiedener Herzkrankheiten wie z. B. Herzklappenfehler
Hidroa (griech.)	Schwitzbläschen infolge abnormer Schweißabsonderung mit Bläschenbildung unter der Haut
Hidrose, -is (griech.)	Bezeichnet die Schweißbildung und Schweißausscheidung (auch im Sinne einer vermehrten Schweißsekretion)
hyp- (griech.)	Vorsilbe mit der Bedeutung *unter, darunter* Medizinisch: Unterfunktion
Hypästhesie	Verminderte Empfindung von Sinnesreizen (z. B. bei DFS)
Hypalgesie	Verminderte Schmerzempfindlichkeit (z. B. bei DFS)
hyper- (griech.)	Wortteil mit der Bedeutung *über*. Medizinisch: Überfunktion
Hyperästhesie	Überempfindlichkeit für Schmerz-, Temperatur- und Berührungsreize
Hyperalgesie	Gesteigerte Schmerzempfindlichkeit
hyperalgetisch	Schmerzempfindlich
Hyperbilirubinämie	Gelbsucht
Hyperglykämie	Erhöhte Konzentration von Glykose im Serum
Hyperhidrose	Generalisierte oder lokale Steigerung der Schweißsekretion

Hyperinsulinämie	Erhöhter Insulinspiegel im Blut
Hyperonychie	Übermäßige Nagelbildung. Hyperthrophie der Finger- und Zehennägel
Hyperpathie	Schmerzüberempfindlichkeit, trotz erhöhter Reizschwelle
Hyperphalangie	Vorkommen von überzähligen Mittelgliedern am Daumen und an der Großzehe
Hyperplasie	Vergrößerung von Geweben und Organen infolge abnormer Zellvermehrung
Hyperthermie	Überwärmung des Körpers, z. B. durch hohes Fieber oder Wärmestauung im Körper
Hyperthyreose	Überfunktion der Schilddrüse mit gesteigerter Produktion und Absonderung der Schilddrüsenhormone. Führt zu pathologischer Erhöhung des Stoffwechsels im gesamten Organismus. Wird teilweise noch als Thyreotoxikose bezeichnet
Hypertonie	Bluthochdruck
hypertroph	Durch Zellwachstum vergrößert
Hypertrophie	Übermäßige Größenzunahme von Geweben oder Organen infolge der Vergrößerung der einzelnen Zellen, meist bei Überbeanspruchung (z. B. bei Sportlern die Muskulatur oder bei hohem Blutdruck das Herz)
Hyperventilation	Schnelles, starkes, hastiges Atmen
Hyperzirkulation	Absolute oder relativ auf den Körper bezogene Erhöhung des HMV (Herzminutenvolumens)
hyph- (griech.)	Wortteil mit der Bedeutung *unter, darunter*. Medizinisch: Unterfunktion
Hyphen	Fadenförmige Pilzzellen
Hyphidrose	Verminderte Schweißabsonderung
hypo- (griech.)	Wortteil mit der Bedeutung *unter, darunter*. Medizinisch: Unterfunktion
Hypoglykämie	Unterzuckerung
Hyponychium	Epithel des Lektulus
Hypothese	Unbewiesene Voraussetzung

I

IDDM Abk. für Insulin dependent diabetes mellitus. Insulinpflichtiger Diabetes mellitus Typ I

idiopathisch Ohne erkennbare Ursache entstanden. Medizinisch oft gleichbedeutend mit essenziell gebraucht

Immobilität Ist im Zusammenhang mit versteiften oder stark verrenkten Gelenken als unbeweglich, unverschieblich zu sehen

Impetigo (lat.) Hautausschlag; Eitergeflecht, Grindflechte; Bezeichung für eine nichtfollikuläre oberflächliche Pyodermie mit Blasenbildung (vgl. Erysipel)

induzieren Hervorrufen, auslösen, hineinführen

Infektionen Lokale oder allgemeine Störung des Organismus durch Krankheitserreger

Injektion, subkutane Spritze ins Unterhautfettgewebe

Inspektion Untersuchung, Kontrolle

Insuffizienz Leistungsschwäche

Insulin (lat.) Lebenswichtiges Polypeptidhormon (blutzuckersenkendes Hormon), das aus Vorstufen in den B-Zellen der Langerhans-Inseln des Pankreas gebildet wird und somit an der Einstellung des normalen Blutglukosespiegels beteiligt ist

Insulinotrop Wirkstoffe, welche die Insulinausschüttung antreiben

Insulitis Zerstörung der B-Zellen durch Pankreatitis

inter- Wortteil mit der Bedeutung *zwischen, inmitten*

interdisziplinär Fachübergreifend

interstitiell (lat.) Im Zwischengewebe gelegen

Intervention Eingriff

intima (lat.) Innerstes, am weitesten innengelegen

intravasal (lat.) Innerhalb eines Blutgefäßes gelegen

intravital (lat.) Intra = innen, vita = Leben; während des Lebens

Intuition (lat.) Erkennung eines Zusammenhangs ohne verstandesmäßige Überlegung

Ionen Elektrisch geladene Teilchen

IP Abk. für Interphalangealgelenk

Ischämie (griech.) Zurückhalten, hemmen. Bezeichnet örtliche

	Blutleere, auch mangelnde Versorgung einzelner Organe mit Blut infolge von Verlegung arterieller Zufuhrwege
ischämisch	Durch Ischämie hervorgerufen, blutleer
Ischias (griech.)	Hüftschmerz. Bezeichnet eine anfallsweise auftretende oder längere Zeit bestehende Neuralgie im Bereich des Nervus ischiadicus, die oft in eine Neuritis ausartet

K

Kalzium	Chemisches Element in ionisierter Form im Blutserum, das wichtig für die Blutgerinnung ist
Kapillaren (lat.)	Haargefäße, Austauschsystem des Blutkreislaufs
kardiovaskulär	Die Gefäße des Herzens betreffend
KE	Abk. für Kohlenhydrateinheit
Keratinplatte	Schwefelhaltiger Eiweißkörper, hier: der Nagel
keratogen (griech.)	Kerato = hornähnliches, gen = hervorbringend, verursachend. Keratinisation fördernd
Ketoazidose	Schwere Stoffwechselentgleisung (Übersäuerung des Bluts)
Koma, hyperosmolares	Stoffwechselentgleisung durch Flüssigkeitsverschiebungen
Koma, ketoazidotisches	Stoffwechselentgleisung durch die Vergiftung mit Ketonkörpern
Konfiguration	Äußere Form. Gestaltung oder Anordnung der Atome in einem Molekül (chem.)
kongenital (lat.)	Angeboren, aufgrund einer Erbanlage bei der Geburt vorhanden (z. B. von körperlichen Missbildungen)
konsekutiv (lat.)	Folgernd; folgend
Konsultation (lat.)	Zurate ziehen eines Arztes, Beratung eines Patienten durch einen Arzt
Kooperation	Zusammenarbeit
Kutikula (lat.)	Auch Cuticula. Häutchen; hier Nagelhäutchen als homogen erscheinende Abscheidung

L

LADA Abk. für Latent autoimmune diabetes with onset in adults. Autoimmunologisch bedingte Form des Diabetes Typ I, die erst im Erwachsenenalter auftritt

Langerhans-Inseln Endokriner Teil des Pankreas. Paul Langerhans (1847 – 1888), Pathologe, Freiburg, entdeckte 1869 die nach ihm benannten *Inseln* in der Bauchspeicheldrüse (Pankreas)

lateral Seitlich, seitwärts

LDL Abk. für engl.: low density lipoproteins. Lipoproteine niedriger Dichte. Transport von Cholesterin (vor allem in veresterter Form) in periphere Zellen. Erhöhte LDL-Spiegel gehören zu den Risikofaktoren für die Entwicklung einer Arteriosklerose. Glykosylierung des LDL bei hohen Blutzuckerwerten verstärkt seine atherogene Wirkung zusätzlich

Lektulus Nagelbett

linear Linienförmig, zeilenförmig

Lipogenese Fettbildung

Lisfranc-Gelenk Benannt nach den Mediziner Jacques Lisfranc (1790 – 1847). Gemeint ist das Articulatio tarsometatarsea, Fußwurzel- und Mittelfußgelenke (die Gelenke zwischen den Keilbeinen und dem Würfelbein einerseits und den Mittelfußknochen andererseits)

Lokalisation Fähigkeit zur topografischen Zuordnung von Sinnesreizen ohne gleichzeitige optische Wahrnehmung

Lunula Halbmondförmiger Teil des Nagelbetts

Luxation Verrenkung, Ausrenkung eines Gelenks

luxieren Verrenken, ausrenken

M

Magnesium Chemisches Element, das in der Medizin u. a. zur Behandlung nächtlicher Wadenkrämpfe eingesetzt wird

Makro	Groß
Malignom	Ungenaue Bezeichnung für eine bösartige Geschwulst
Manifestation	Zutage treten, Erkennbar werden (z. B. von Krankheiten)
Margo liber	Freier, vorderer Rand der Finger- und Zehennägel
Matrix unguis	*Nagelbett* als Weichteilschicht unter dem Nagel
Masse, gallertartige	Elastisch-steife Masse
Mazeration	Aufweichen der Haut in feuchten, natürlichen Körperfalten
medial	In der Mitte liegend
median	In der Mitte befindlich, auf die Mittellinie des Körpers bezogen
Mediatoren	Biomoleküle der interzellulären Kommunikation mit parakriner Wirkung
Mikro	Klein
Mikroalbuminurie	Eiweißausscheidungen im Urin
MODY (engl.)	Abk. für Maturity onset diabetes of the young. Typ-II-Diabetes des jungen Menschen
Mönckeberg-Sklerose	Rohrförmige Verkalkung der Tunica media-Arterien ohne wesentliche Gefäßvolumenänderung. Keine Störung der Sauerstoffversorgung der Füße, es sei denn, eine AVK liegt gleichzeitig vor; häufig beim DFS
Morbidität	Krankheitshäufigkeit innerhalb einer Population
Morphologie	Lehre von der Gestalt und dem Bau der Organismen und der Organe
Mortalität	Sterblichkeit
MRT	Abk. für Magnetresonanztomografie
MTP-Gelenk	Abk. für Metatarsophalangealgelenk. Zum Mittelfuß und zu den Zehengrundgliedern gehörend
Mumifikation	Trockene Gangrän
Myokard	Herzmuskel

Myxödem Entzündliche Schwellung an den Streckseiten der Oberschenkel, seltener am Fußrücken, meist assoziiert mit endokriner Ophthalmopathie (Autoimmunkrankheit des Augenmuskles) in Kombination mit Exophthalmus und hypertropher Osteoarthropathie als sogenanntes EMO-Syndrom. Dieser Symptomkomplex beinhaltet schmerzhafte Schwellungen im Diaphysenbereich der langen Röhrenknochen sowie gelegentlich arthrotische Gelenkveränderungen und Trommelschlägelfinger in Verbindung mit chronischer Erkrankung der Lunge (z. B. Pneumonie) oder des Herzens oder der Leber.
Therapie: z. B. Antiphlogistika und Analgetika.
DD.: Akropachie, Pachydermoperiostose (androtrope Erkrankung der Haut und Röhrenknochen) mit Beginn in der Pubertät. Verdickung der Haut, diffuse Osteosklerose mit Verknöcherung der Bänder, oft Trommelschlägelfinger und Uhrglasnägel, Akromegalie (abnorme Vergrößerung der Akren)

N

Nausea Übelkeit

Nephropathie Erkrankung der Niere

nerval Die Nerventätigkeit betreffend

Nervus (lat.) Nerv

Nervus ischiadicus Hüftnerv (Ischiasnerv) als mächtigsten, sowohl motorische als auch sensible Fasern führenden Nervenstrang des Körpers

Neuritis (griech.) Nervenentzündung. Bezeichnet eine akute oder chronische Erkrankung der peripheren Nerven mit entzündlicher Veränderung und häufig auch mit degenerativen Veränderungen des betroffenen Gewebes mit Ausfallerscheinungen

neuro- (griech.) Wortteil mit der Bedeutung *Nerv, Nervengewebe, Nervensystem*

Neuroapraxie (griech.)
Leichtere Nervenverletzung oder -schädigung mit vorübergehenden, kurz anhaltenden peripheren Ausfallerscheinungen ohne degenerative Gewebsveränderung

Neurodermitis Juckflechte, chronische entzündliche Hauterkrankung (Ekzem), neurovegetative und immunologische Störung

Neurofibrom Gutartige Geschwulst im Bereich peripherer Nerven, die sich aus bindegewebigen Anteilen des Nervengewebes aufbaut

Neuropathie Nervenleiden, -krankheit

Neuropathie, diabetische
Gesamtheit der peripheren und zentralen neurologischen Krankheitserscheinungen, die im Zusammenhang mit einer diabetischen Stoffwechselerkrankung vorkommen

NIDDM Abk. für Non insulin dependent diabetes mellitus. Nicht insulinabhängiger Diabetes

NLG Abk. für Nervenleitungsgeschwindigkeit

Nukleolyse Medikamentöse Auflösung des Nucleus puposus bei Bandscheibenvorfall

O

objektiv Gegenständlich, wirklich vorhanden

Objektivität Betrachtungsweise, die keine subjektiven Einflüsse zulässt. Unvoreingenommenheit

Obstipation Verstopfung

Onych- (griech.) Wortteil mit der Bedeutung *Nagel*

Osteoporose Mit erhöhter Frakturanfälligkeit einhergehende Erkrankung des Skelettsystems mit Verlust bzw. Verminderung von Knochensubstanz und -struktur

P

palpieren Betasten

Pankreas Bauchspeicheldrüse

pankreopriv Nach Ausfall des Pankreas

par- (griech.)	Wortteil mit der Bedeutung *bei, entlang, neben, über, hinaus, abweichend, gegen*
Parästhesie	Subjektives Missempfinden z. B. Kribbeln oder taubes, schmerzhaft brennendes Gefühl
Parahidrose	Absonderung eines nicht normal beschaffenen Schweißes (Bromhidrosis, Hämhidrosis)
Parakeratose	Form der (Hyper-)Keratose, bei der es zur Schuppenbildung kommt
parakrin	In eine unmittelbar benachbarte Region absondernd
Paronychie	Sogenannter Nagelumlauf. Häufigste Entzündung der Hand durch Infektion mit Candida-Arten, Herpes siplex-Virus, Staphylo- und Streptokokken
Paronychium	Nagelwall
Pathogenese	Entstehung und Entwicklung von Krankheiten
Pathologie	Die Lehre von den Krankheiten, ihren Entstehungen und den durch die Krankheit hervorgerufenen organisch-anatomischen Veränderungen
pathologisch	Krankhaft
Payr-Zeichen	Bei Druck unter die Fußsohle entsteht ein Schmerz, welcher als Schmerz bei einer Phlebothrombose zu werten sein soll (eher unsicher!)
Penetranz, hereditäre	Vererbung
peri- (lat.)	Wortteil mit der Bedeutung *um, ringsum, herum*
Perionychium	Nagelfalz
peripher	Außen liegend
Phalanx	Glied oder Gelenk an Händen und Füßen. Von Gelenk zu Gelenk reichender Teil des Fingers oder der Zehe
Phalanx distalis	Äußerstes Zehen- oder Fingerglied
Phalanx media	Mittleres Zehen- oder Fingerglied des zweiten bis fünften Zehs oder Fingers
Phalanx proximalis	Erstes am Mittelfuß bzw. an der Mittelhand ansetzendes Glied, Zehen-/Fingergrundglied
Phlebothrombose	Verletzung der tiefen Venenstrombahn ohne Entzündung der Venenwand, mit großer Emboliegefahr, ggf. Thrombophlebitis

Pigment	In die Zellen eingelagerter Farbstoff der Haut
PIP	Abk. für Proximales Interphalangealgelenk
Pityriasis versicolor	Sogenannte Kleienpilzflechte
Plasma	Blutplasma. Flüssiger, zellfreier Teil des Bluts
Podologie	Die Lehre vom Fuß
poly- (griech.)	Wortteil mit der Bedeutung *viel, zahlreich*
Polypeptid	Hormon. Besteht aus 36 Aminosäuren (siehe Insulin)
Polyurie	Vermehrte Urinausscheidung
Prädisposition	Ausgeprägte Anfälligkeit für bestimmte Krankheiten
Prävalenz (lat.)	Übergewicht, Vorrang haben. Kennzahl der Gesundheits- und Krankheitslehre. Gibt an, wie viele Menschen einer bestimmten Population an einer spezifischen Krankheit erkrankt sind
prandial	Während des Essens
progressiv	Fortschreitend, sich verschlimmernd
Protein	Eiweiß
protektiv (lat.)	Vor schädigenden Einwirkungen schützend
proximal	Rumpfwärts gelegen
Pruritus (lat.)	Hautjucken mit zwanghaftem Kratzen
Pseudomonas aeruginosa	Weit verbreiteter Boden- und Wasserkeim. Isoliert aus Pflanzen, Früchten, Lebensmitteln und Interstinaltrakt von Mensch und Tier. Dieser Keim manifestiert sich in Form von Wundinfektionen einschließlich Brandwunden (Erreger des blau-grünen Eiters), Sepsis, Endokarditis etc.
Pseudozyanose	Bläuliche Hautverfärbung (auch der Schleimhäute) durch Einlagerung körpereigener Pigmente
Pterygiumbildung	Dreieckige Bindehautfaltenbildung

R

Radikulitis	Reizung oder Schädigung der Nervenwurzeln
Radix unguis	Nagelwurzel
reduziert	Zurückgehend, verringert
Reflexion	Vertiefungen in einen Gedanken; Betrachtung

resorbierbar	Aufnehmbar
Rete (lat.)	Netz
Retinopathie	Nicht entzündlich bedingte Erkrankung der Netzhaut
Rezidiv	Rückfall
Rezidivprophylaxe	Vermeidung eines Rückfalls, Wiederauftreten einer Krankheit nach deren Abheilung
Rhagade	Hautriss, Schrunde
Routine	Durch lange Übung gewonnenes Geschick

S

segmental	Segmentförmig
Serumalbumin	Wasserlöslicher Eiweißkörper im flüssigen, nicht mehr gerinnbaren Blutplasma
SH	Abk. für Sulfonylharnstoff
Sharpgelenk	Benannt nach dem englischen Chirugen Samuel Sharp (1700 – 1778). Bezeichnet die operative Absetzung des Fußes in Höhe der Mittelfußknochen
sub-, Sub-	Wortteil mit der Bedeutung *unter, unterhalb, von unten heran, nahebei*. Diese Vorsilbe verändert sich vor verschiedenen Buchstaben, so heißt es z. B. vor p: sup-, vor f: suf, vor c: suc, vor k: suk, vor r: sur
subjektiv	Persönlich, von einem persönlichen Standpunkt aus
Sulcus	Furche, auch Nagelfalz
super-, Super-	Wortteil mit der Bedeutung *über, über hinaus*
Symptom/Konstellation	Beschwerde, fassbares Krankheitszeichen
Syndrom	Gruppe von Krankheitszeichen, die für ein bestimmtes Krankheitsbild charakteristisch sind
Synovia	Gelenkschmiere. Viskose, fadenziehende klare Körperflüssigkeit in echten Gelenken
System	Eine aus einem oder mehreren Teilen zusammengesetzte Gesamtheit

T

Tabes dorsalis Rückenmarkschwindsucht

Therapie Heilbehandlung, Krankenbehandlung

Thromb-, Thrombo- (griech.) Wortteil mit der Bedeutung *dicker Tropfen, Blutpfropf*

Thrombophlebitis Akut entzündliche Erkrankung des oberflächlichen Venensystems mit Beteiligung der Venenwand und Thrombosierung des Gefäßvolumens; ggfs. Phlebothrombose

Thrombose Verschluss eines Blutgefäßes, teilweise oder komplett, hervorgerufen durch ein Blutgerinnsel

Thrombus Blutpfropfbildung durch intravitales oder intravasales Festwerden von Blut

Thyreotoxikose Siehe *Hyperthyreose*

Trauma Verletzung, Wunde durch Gewalteinwirkung in körperlicher oder psychischer Hinsicht

Trigger Auslöser, auslösender Faktor

Triglyceride Blutfette

U

Ulcus, Ulkus Geschwür aufgrund eines Substanzdefekts der Haut oder Schleimhaut (und darüber hinausgehender Schichten)

Unguis (lat.) Nagel

Unguis incarnatus Eingewachsener Nagel

V

varus (lat.) Gestreckt, nach innen gekrümmt

vas (lat.) Gefäß

Vasalgie Gefäßschmerz

vaskulär Zu den Körpergefäßen gehörend, Gefäße enthaltend

Vaskulopathie Zusammenfassende Bezeichnung für alle funktionellen Störungen im Bereich der kleinen Blutgefäße

vasomotorisch Auf die Gefäßnerven bezogen, von den Gefäßnerven gesteuert, durch sie ausgelöst

W

Wachstumshormon	Somatotropes Hormon

Z

zerebral	Das Hirn betreffend, zu ihm gehörend
zerebrovaskulär	Die Hirnblutgefäße betreffend
Zink	Chemischer Grundstoff, Metall, essenzielles Spurenelement
Zonen	Lokalisierte Bereiche, umschriebene Bezirke
Zyanose	Blau-rote Färbung von Haut und Schleimhäuten durch Abnahme des Sauerstoffgehalts im Blut
Zytokine	Die von einer Vielzahl von Zellarten gebildeten und sezernierten Substanzen, die als interzelluläre Mediatoren das Verhalten oder die Eigenschaften anderer Zellen ändern

16 Therapieberichte

16 Therapieberichte

16.1 Formulierungen

Bei der Formulierung des Therapieberichts kommt es auf das zu erreichende Ziel an.

In einigen Fällen muss das Verständnis für die Notwendigkeit der podologischen Maßnahmen erlangt werden, in anderen ist eher die Notwendigkeit einer Weiterbehandlung zu formulieren. Zuletzt gilt es, die Notwendigkeit der Zusammenarbeit darzustellen.

Was auch immer für welchen Patienten notwendig ist, kann man nur erreichen, wenn durch die vollständige Anamnese konkret angegeben wird, was man machen *will*.

Hier ist das *Leistungsspektrum* des Einzelnen gefragt. Die Gefahren, die sich im Zusammenhang mit dem diabetischen Fußsyndrom ergeben und dass Behandlungsfehler schwerwiegende Folgen haben können, sollte man sich täglich immer wieder bewusst machen. Umso fordernder sind die Bemühungen, die Instruktionen des Patienten, die vorbeugenden Maßnahmen und anderer Therapeuten zu beachten und eine gute berufliche Aus- und Weiterbildung anzustreben.

16.2 Vor dem Therapiebericht

Die interdisziplinäre Arbeit kann nur dann stattfinden, wenn man in der Lage ist, den Patienten und seine Probleme *interdisziplinär* zu betrachten.

So müssen z. B. Nervenschäden oder Durchblutungsstörungen, die sich allmählich und oft unbemerkt entwickeln und nicht immer unter der ärztlichen Kontrolle stehen, durch sorgfältige Untersuchung erkannt und weitergeleitet werden. Fußveränderungen und Deformitäten, die eine Gefahr der Fehlbelastung darstellen, müssen versorgt und ebenfalls weitergeleitet werden. Hat also eine ausführliche Anamnese stattgefunden, sind die Behandlungen erfolgt, kann ein Therapiebericht erstellt werden.

16.3 Therapieberichtbeispiele

Um ein Verständnis für die eigenen Maßnahmen zu fordern, gibt es unter Einbeziehung des Podologengesetzes Möglichkeiten der Formulierung.

Ein Beispiel aus einem ärztlichen Attest:

Patient/in: *Nachname, Vorname,* geb.: *Tag/Monat/Jahr.*
Diagnose: *Diabetes mellitus-Typ II mit DFS*

Wegen der ausgeprägten Polyneuropathie der Füße ist er/sie gefährdet, Fußgeschwüre beidseits zu entwickeln. Außerdem führt die Polyneuropathie bei ihm/ihr zur Krallenzehbildung mit vermehrter Schwielenbildung, die bei mangelnder regelmäßiger Abtragung zur Entstehung von Fußgeschwüren führt. ...
Eine verletzungsfreie Fußbehandlung ist mind. alle vier Wochen medizinisch notwendig.
Die medizinische Fußbehandlung ist lebenslang notwendig, da die Polyneuropathie ein Dauerzustand ist. ... Aus diabetologischer Sicht handelt es sich insgesamt um eine spezialisierte Therapiemaßnahme im Rahmen des neuropathischen Fußsyndroms, die insbesondere auch auf eine Prävention weitgehender Indikation mit möglicher Amputationsfolge zielt ...

Dieses Beispiel ist eines der sehr frühen Möglichkeiten, die Maßnahme der Podologie zu begründen.

Ein weiteres Beispiel diesmal für die Zusammenarbeit aus der Praxis:

Patient/in: *Nachname, Vorname,* geb.: *Tag/Monat/Jahr.*
Diagnose: *unbekannt*

Sehr geehrte/r Dr. ...,

Patient/in *Nachname, Vorname* war am *00.00.00* erstmalig in meiner Praxis vorstellig, die Anamnese ergab folgenden Befund:

Die Farbe der Haut auf den Fußrücken stellt sich blass dar, plantar dagegen zeigt sich eine rosarote Haut, sandartige Hyperkeratose mit Desquamation und dyshidrotischem Ekzem sowie einer Interdigitalmykose.
Die Nägel weisen eine Onychogrypose mit einer Onychomykose auf.
Atrophie der Fußgewölbemuskulatur, besonders links.
Fußpulse A. tib. post. li. nicht tastbar.
A. tib. post. re. nicht tastbar.
Allgemein zeigt sich ein stark reduziertes Schmerz-, Temperatur- und Berührungsempfinden.
Patient/in klagt über Bewegungseinschränkungen im linken Bein.
Zurzeit hat Herr/Frau *XXX* starke Großzehschmerzen links. Nach vorangegangener Kniefraktur links breiten sich die Schmerzen im gesamten Vorfußbereich aus.
Übergangsweise wurde dem/der Patienten/in zur Vorbehandlung der oben genannten Haut- und Nagelveränderungen für die Weiterbehandlung zu Hause eine Wirkstoffkombination mit 1 % Clotrimazol und 10 % Harnstoff angeboten. Über richtige Anwendung wurde der/die Patient/in informiert.
Nach Aussage des Patienten wurde vor einigen Jahren ein „leichter" Diabetes festgestellt.
Nach Absprache mit dem/der Patienten/in bitte ich um eine sorgfältige Diagnostik, ob ein Diabetes mellitus-Typ II vorliegt und ob ggf. Durchblutungs- und Nervschädigungen vorliegen. Ebenfalls bitte ich um Kontrolle der Fußsituation aus orthopädieschuhtechnischer und dermatologischer Hinsicht.
Vielen Dank für die Zusammenarbeit. …

Nach der ärztlichen Untersuchung stellte sich folgende Diagnose:

Diabetes mellitus-Typ II, Polyneuropathie mit DFS und pAVK.
Die Behandlung der Nägel konnte erfolgreich durchgeführt werden, ebenso die Behandlung der Dermatomykose, der/die Patient/in ist schuhorthopädisch versorgt worden, auch medikamentös konnte geholfen werden. Die Lebenssituation, die sich damals gezeigt hat (auch in der Anamnese enthalten), konnte deutlich verbessert werden. Weitere podologische Behandlungen stehen an (Präventionsmaßnahmen).

Es muss aber nicht immer ein so ausführlicher Bericht geschrieben werden. Bittet der Arzt lediglich um einen kurzen Zwischenbericht, könnte dies so aussehen:

Sehr geehrte/r Dr. ...,
vielen Dank für die freundliche Überweisung ihrer/s Patienten/in.

Patient/in:
Diagnose:
War am/vom bis in meiner Behandlung.

Befund:
Hier wird die individuelle Diagnose vom Zustand der Haut und der Nägel eingetragen. Ggf. werden weitere Maßnahmen vorgeschlagen oder Wundversorgungsmaßnahmen eingetragen. Alle während der Behandlung aufgetretenen Verbesserungen sowie die Verschlechterungen. Bewegungseinschränkungen und Sehbehinderungen der Patienten sind sicherlich ein Grund, warum die Hilfe beim DFS durch podologische Behandlungsmaßnahmen sichergestellt werden sollte.

Ich bitte um:
☐ Mitbehandlung
☐ Heilmittelverordnung
☐ Versorgung

Mit freundlichen Grüßen

Die Therapieberichte können sich durchaus von der angegebenen Diagnose des Nagelzustands der Patienten von denen der auf der Heilmittelverordnung angegebenen unterscheiden. Ist die Anamnese gründlich geführt worden, können andere Diagnosen aufgeführt werden, durch die sie begründet werden können.

Viel Erfolg!

17 Heilmittelverordnung

17 Heilmittelverordnung

Die podologische Ausbildung dient der fachlichen Sicherstellung für die Arbeit am diabetischen Fußsyndrom. Dies beinhaltet auch, dass man den Umgang in einer von den Krankenkassen zugelassenen Fachpraxis mit der podologischen Heilmittelverordnung lernen muss.

Da es immer wieder zur fehlerhaften Ausstellung der HMV kommt, ist es um so wichtiger, diese zu kontrollieren und Änderungen ggf. erneut durch den Arzt gegenzeichnen zu lassen. Zur Vereinfachung hat das Praxisteam der Autorin folgenden Begleitzettel verfasst.

17.1 Heilmittelverordnung 13

Sehr geehrte Patientin, sehr geehrter Patient,

Ihr Arzt hat Ihnen geraten, Ihre Fußbehandlungen in einer podologischen Praxis durchführen zu lassen, die eine Kassenzulassung zur Leistungsabrechnung der podologischen Behandlungsmaßnahmen erteilt bekommen hat.

Die Heilmittelverordnung ist ein wichtiges Dokument und somit sind auch einige Maßnahmen, die der Abrechnung dienen, zu berücksichtigen.

Es kommt leider **immer wieder vor**, dass die Heilmittelverordnungen **fehlerhaft** ausgestellt werden, so dass die Behandlung abgelehnt werden kann, da die Sicherstellung der Honorierung nicht gewährleistet ist.

Um diesen Problemen aus dem Weg zu gehen, weisen Sie als Patient bitte Ihren Arzt oder das Personal des Arztes darauf hin, Ihre Heilmittelverordnung nach den unten angegebenen Verordnungsvorschriften auszufüllen.

Indikation: z. B. Diabetisches Fußsyndrom DFS
mit Neuropathie und/oder Angiopathie

- im Stadium Wagner/Armstrong 0
- z. B. Zustand nach abgeheiltem Plantar Ulcus

Leitsymptomatik: Schädigung, Funktionsstörung
a) schmerzlose oder schmerzhafte Hyperkeratose
b) Pathologisches Nagelwachstum
- Verdickung
- Tendenz zum Einwachsen

c) gleichzeitige Schädigung **a)** und **b)**

Ziel der podologischen Therapie
Vermeidung von drohenden Hautschädigungen wie:
- Fissuren
- Ulzera und Entzündungen

Vermeidung von drohenden
- Nagelwall- und
- Nagelbettschädigungen wie
- Verletzungen und
- Entzündungen siehe **a) und b)**

Heilmittelverordnung im Regelfall
- Heilmittel
- Hornhautabtragung
- Nagelbearbeitung
- Podologische Komplexbehandlung

Die Erst-VO: wird auf bis zu 3 x/VO ausgestellt,
die Folge-VO: kann auf bis zu 6 x/VO ausgestellt werden.

Frequenzempfehlungen: alle vier bis sechs Wochen
Im Einzelfall sind Frequenzkürzungen sinnvoll.
Außerdem sollte darauf geachtet werden, dass auf der Heilmittelverordnung alle persönlichen Angaben stimmen.
Gebührenpflichtige oder gebührenbefreite Patienten: Die Vorlage des entsprechenden Ausweises ist zwingend erforderlich. Soll ein Hausbesuch stattfinden, muss auch dies deutlich gemacht werden.

Heilmittel-Richtlinien, zweiter Teil, IA-Maßnahmen der podologischen Therapie – Stand 01.07.2011.

Wir weisen hiermit ausdrücklich darauf hin, dass Sie für eine Heilmittelverordnung, die nicht korrekt ausgestellt ist, in Vorkasse treten müssen. Bei entsprechender Änderung durch Ihren Arzt erstatten wir Ihnen selbstverständlich den von Ihnen geleisteten Betrag zurück.

Des Weiteren möchten wir darauf hinweisen, sollten Sie Kunde bei der Bundesknappschaft sein, müssen Sie Ihre Heilmittelverordnung auf der Rückseite auf Kostenübernahme bestätigen lassen, sonst kann keine Behandlung erfolgen.

Wir hoffen, Ihnen und Ihrem Arzt mit diesen Angaben behilflich gewesen zu sein und bitten um Ihr Verständnis, da sonst eine reibungslose Abrechnung nicht erfolgen kann und unsere Arbeit nicht honoriert wird.

Wir freuen uns auf Ihren Besuch und verbleiben mit freundlichen Grüßen

17.2 ICD-Nummern

Auf einer vorliegenden Heilmittelverordung (s. a. Hinweis auf S. 244) müssen gemäß § 295 SGBV neben der ausgeschriebenen Diagnose auch sogenannte ICD-Nummern eingetragen sein. Seit dem 1. Juli 2014 ist der ICD-10-GM-Code auf allen Heilmittel-Verordnungen verpflichtend, so auch auf den Podologie-Verordnungen. Auf den folgenden Seiten werden die wichtigsten ICD-Nummern angezeigt.

Liegt also eine Heilmittelverordnung vor, müssen laut Krankenkassenzulassung folgende Angaben enthalten sein:

Die Erst- oder Folgeverordnung, die Verordnungsmenge, die Frequenz, der Indikationsschlüssel, die komplette Diagnose (z. B. DF, Diab. mell.-Typ II mit Neuropathie, Stadium Wagner 0…,) **muss** angegeben werden. Allerdings sollen die Diagnosen nicht als Klartext eingetragen werden.

Der GKV-Spitzenverband hat in diesem Zusammenhang folgende einschlägige ICD-10-Codes publiziert, die laut KBV nicht abschließend ist:

E10.74 Diabetes mellitus, Typ 1 mit multiplen Komplikationen mit diabetischem Fußsyndrom, nicht als entgleist bezeichnet

E11.74 Diabetes mellitus, Typ 2 mit multiplen Komplikationen mit diabetischem Fußsyndrom, nicht als entgleist bezeichnet

E12.74 Diabetes mellitus in Verbindung mit Fehl- oder Mangelernährung mit multiplen Komplikationen mit diabetischem Fußsyndrom, nicht als entgleist bezeichnet

E13.74 Sonstiger näher bezeichneter Diabetes mellitus mit multiplen Komplikationen mit diabetischem Fußsyndrom, nicht als entgleist bezeichnet

E14.74 Nicht näher bezeichneter Diabetes mellitus mit multiplen Komplikationen mit diabetischem Fußsyndrom, nicht als entgleist bezeichnet

Nachdem eine Verordnung podologischer Leistungen bei Diabetes nur in Frage kommt, wenn bereits Folgen aufgetreten sind, werden folgende Schlüssel benutzt:

B 07 Viruswarzen
B 35,– Dermatophytose (Tinea)
B 35.3 Tinea pedis
B 36.– Sonstige oberflächliche Mykose

D 23.– Sonstige gutartige Neubildungen der Haut
D 23.7 Haut der unteren Extremität, einschließlich Hüfte

G 63 Polyneuropathie bei andernorts klassifizierten Krankheiten

I 70,– Atherosklerose
I 70.2– Atherosklerose der Extremitätenarterien
I 70.9– Generalisierte und nicht näher bezeichnete Atherosklerose
I 73.– Sonstige periphere Gefäßkrankheiten
I 83.– Varizen der unteren Extremitäten

L 02.– Hautabszess, Furunkel und Karbunkel
L 08.– Sonstige lokale Infektionen der Haut und der Unterhaut

L 60.–	Krankheiten der Nägel
L 60.0	Unguis incarnatus
L 60.1	Onycholysis
L 60.2	Onychogryposis [Onychogryphosis]
L 60.3	Nageldystrophie
L 60.9	Krankheit der Nägel, nicht näher bezeichnet
L 84.–	Hühneraugen und Horn-(Haut-)Schwielen
L 85.–	Sonstige Epidermisverdickung
L 89.–	Dekubitalgeschwür und Druckzone
L 97.–	Ulcus cruris, anderenorts nicht klassifiziert
M 20.–	Erworbene Deformitäten der Finger und Zehen
M 20.1	Hallux valgus (erworben)
M 20.2	Hallux rigidus
M 20.3	Sonstige Deformitäten der Großzehe (erworben)
M 20.4	Sonstige Hammerzehe(n) (erworben)
M 20.5	Sonstige Deformitäten der Zehe(n) (erworben)
M 20.6	Erworbene Deformitäten der Zehen, nicht näher bezeichnet
M 21.0–	Valgusdeformität, anderenorts klassifiziert
M 21.1–	Varusdeformität, anderenorts nicht klassifiziert
M 21.4	Plattfuß [Pes planus] (erworben)
Q 66.–	Angeborene Deformitäten der Füße
Q 66.0	Pes equinovarus congenitus (Klumpfuß)
Q 66.2	Pes adductus [congenitus] (Sichelfuß)
R 20.–	Sensibilitätsstörungen der Haut
R 61.0	Hyperhidrose, umschrieben (z. B. bei Fußschweiß)
S 91.–	Offene Wunde der Knöchelregion und des Fußes
S 91.0	Offene Wunde der Knöchelregion
S 91.1	Offene Wunde einer oder mehrerer Zehen ohne Schädigung des Nagels
S 91.2	Offene Wunde einer oder mehrerer Zehen mit Schädigung des Nagels
S 91.3	Offene Wunde sonstiger Teile des Fußes
S 91.7	Multiple offene Wunden der Knöchelregion und des Fußes

17.3 Muster einer Heilmittelverordnung (ab 1/2017)

Gebühr pflicht.

Krankenkasse bzw. Kostenträger

Gebühr frei

Name, Vorname des Versicherten

geb. am

Unfall/ Unfall- folgen

BVG

Kostenträgerkennung | Versicherten-Nr. | Status

Betriebsstätten-Nr. | Arzt-Nr. | Datum

Heilmittelverordnung 13

Maßnahmen der Physikalischen Therapie/ Podologischen Therapie

IK des Leistungserbringers

Gesamt-Zuzahlung | Gesamt-Brutto

Heilmittel-Pos.-Nr. | Faktor

Heilmittel-Pos.-Nr. | Faktor

Wegegeld-/Pauschale | Faktor | km

Verordnung nach Maßgabe des Kataloges (Regelfall)

Erst-verordnung | Folge-verordnung | Gruppen-therapie

Verordnung außerhalb des Regelfalles

Behandlungsbeginn spätest. am T T M M J J

Hausbesuch Ja Nein

Therapiebericht Ja Nein

Hausbesuch | Faktor | Hausbesuch | Faktor

Rechnungsnummer

Belegnummer

MUSTER

Verordnungs-menge

Heilmittel nach Maßgabe des Kataloges

Anzahl pro Woche

Indikationsschlüssel

Diagnose mit Leitsymptomatik, gegebenenfalls wesentliche Befunde

ICD-10 - Code

ICD-10 - Code

Gegebenenfalls Spezifizierung der Therapieziele

Medizinische Begründung bei Verordnungen außerhalb des Regelfalles (ggf. Beiblatt)

Vertragsarztstempel / Unterschrift des Arztes

Muster 13 (1.2017)

Literaturhinweise

- Zetkin/Schaldach, Lexikon der Medizin, Ullstein Medical, 16. Aufl.
- Pschyrembel Klinisches Wörterbuch, de Gruyter, 266. Aufl.
- U. Amon/K. Fandrey/R. Fedler, Dermatologie, Kurslehrbuch GK3, G. Fischer (1996)
- Rubben et al.: Arch Dermatol Res. (1997) TH bei Immunsuppression
- Med. Orth. Tech., Gentner Verlag, Stuttgart (1990)
- Dahmer, Anamnese und Befund, Thieme (1977)
- Bohnstedt, Medizin von heute, Band 20, Dermatologie, Troponwerke (1965)
- R. Baran/G. Badillet: Primary onycholysis of the big toenails, Br. J. Derm. (1982)
- arznei-telegramm, A.T.I. Arzneimittelinformation Berlin GmbH
- Hexal Lexikon Orthopädie, Rheumatologie, Urban & Schwarzenberg (1992)
- J.M. Engel/G.Ströbel, Rheumatherapie, Band 2, VCH, edition medizin (1985)
- C. Diehm/T. Weiss, Arterielle Verschlußkrankheit – PAVK-Case-Management, LinguaMed Verlags-GmbH (1996)
- N. Ulfig, Bewegungsapparat, Karger (2002)

Anmerkung zu S. 240, 17.2: Die Bundesregierung hat im September 2016 ein Gesetz zur Stärkung der Heil- und Hilfsmittelversorgung entworfen. Es soll im März 2017 in Kraft treten und sieht u. a. Modellvorhaben in jedem Bundesland vor, in denen eine sogenannte Blankoverordnung erprobt werden soll. Hierbei dürfen die Heilmittelerbringer unter bestimmten Bedingungen selbst über die Auswahl und die Dauer der Therapie sowie die Frequenz der Behandlungseinheiten bestimmen. Wenn diese Modellvorhaben erfolgreich verlaufen, könnte die „Blankoverordnung" in die Regelversorgung überführt werden.

Über den aktuellen Stand des Gesetzesvorhabens können Sie sich auf der Internetseite www.goo.gl/OVhES8 informieren.

Stichwortverzeichnis

A

ACE-Hemmer 168, 210
Acrodermatitis continua
  suppurativa 67
Ätiologie 16, 69, 210
AIDS 164
Allergien 28, 48, 158, 165f, 170, 177
Allylamine 171
Amorolfin 171
analytisch 17, 210
Anhidrosis 45, 78f, 200
Antihistaminika 72, 170
Arthritis psoriatica 65, 67
Autolyse 78, 211

B

Barber-Köngisbeck 66
Beau-Reil-Furchen 104f, 111, 205
Begleitbeschwerden 47
Beta-Blocker 64, 167f, 211
Beweglichkeit 47, 180f
Blasen, diabetische 77
Bromhidrosis 45, 78, 80, 200
Bufexamac 170

C

Calcium-Antagonisten 168
Chrohidrosis 79
Chromonychien 108, 117, 212
Ciclopirox 171
Clavi-Arten 86, 88, 97, 200
Clavus 42, 86ff, 93f, 200
  durus 88f, 93, 98, 200
  miliaris 89, 92, 98, 200
  mollis 88, 90, 98, 201
  neurofibrosus 89, 91, 98, 201
  neurovascularis 88, 90, 98, 201
  papillaris 89, 92, 98, 201
  spina 89, 93, 98, 201
  subunguales 89, 98
  vascularis 88, 90, 98, 201
Cremes, wirkstofffreie 170
Cutis 87, 199

D

Dermatomykosen 42, 45, 73, 75f, 83, 112, 200
  Dyshidrotische Form 75
Dermopathie, diabetische 76f
Diabetes mellitus 59, 76f, 81, 83, 104, 111, 120f, 125, 131, 136f, 140, 149, 160, 165, 167, 185ff, 189, 206f, 214
Diagnose 14f, 31, 36, 59, 100f, 106, 121, 125, 149, 161, 175, 207, 214
Diuretika 168
Dyschromien, exogene 110

E

Effloreszenzen 43, 45, 47, 58, 61, 81, 201
Ekzem 45, 58, 70, 111f, 199, 214
  atopisches 70f

dyshidrotisches 66
Emotionen 24, 26, 33f, 214
Erysipel 60, 76, 78, 201, 214

F

Fragen, gezielte 28
offene 28
Fußpulse 148, 151, 155

G

Gang 180, 188
Gangrän 60, 76, 78, 81, 138, 199, 215
Gefäßbefund 47, 140
Gelenke, Funktion der 180, 189
Genese 37, 69
Gicht 37, 111, 158ff, 173, 175
Glukokortikoide 160, 171
Granuloma anulare 77

H

Haemhidrosis 79, 216
Hallux rigidus 183, 186, 189, 198
valgus 53, 182f, 189, 198
Hammerzehen 53, 184, 198
Haut 53, 58ff, 64, 67f, 70ff, 76f, 79, 81, 104, 127, 142, 150f, 162ff, 166f, 170f, 188, 199ff
Hautfarbe 47, 59, 109, 127
Hautveränderungen 56, 58ff, 64f, 69ff, 81, 83, 201
angiopathische 76
neuropathische 76
Heloma 86
Hepatitis 69, 163, 218
Hexachlorophen 170
HIV 128, 164
Hyperhidrose 67, 122, 219
Hyperhidrosis 45, 78f, 200
Hyperkeratose 42, 49, 59, 95, 112, 200, 204f
Hypertonie 61, 136, 138, 140, 168f, 219
Hypohidrose 79
Hypohidrosis 79
Hypothesen 17, 69, 100, 220

I

Imidazole 171
Infekt, bakterieller 70, 78
infektiös 76
Infektionskrankheiten 128, 158, 163, 165, 172, 177, 182, 206
Inspektionen 17, 125, 180, 220
interdisziplinär 14f, 108, 113, 220
Interpretationsfragen 28
Intuition 15, 17, 220

K

Kalziumantagonisten 168
Kalziumkanalblocker 168
Katalogfragen 28
Keratose 59, 69, 94, 167, 200
Kleinzehendeformität, degenerative 184f
Koilonychie 45, 104, 106, 110f, 205
Konfrontationsfragen 28
Kontingenz 27f

Kontingenz-Gespräche,
  asymmetrische 27
  relative 27
Kooperation 25, 221
Krallenzehen 53, 128, 184, 198
Krankheitsverlauf 47

L

Leukonychien 104, 108ff, 118
Lichen ruber planus 68f, 81, 104, 199
Lokalisation 38, 64, 75f, 125, 136, 138, 151, 222

M

Makroangiopathie 76, 123, 137
Manifestationen, extrakutane 64f
mazerisiert 60
Mikroangiopathie 76, 123, 136f, 143, 207
Mobilität 180f, 187
Monofilament 31, 52, 148ff, 153
Morphologie 16, 223
Mumifikation 60, 78, 224
Myxödem 58, 79, 224

N

Nagelerkrankungen 47, 54, 100, 102, 104, 108, 112, 117f, 202
Nagelpsoriasis 64, 81, 204
Necrobiosis lipoidica 61, 76f
Nekrose 42, 60, 78, 141
Neurodermitis 45, 70f, 81, 170, 199, 225
Neuropathie, diabetische 78, 122ff, 128f, 131, 206f, 225
Nystatin 171

O

objektiv 52, 55f, 225
Objektivität 52, 225
Ödeme 52, 58, 60, 158f, 166, 168, 170, 173, 206
Oligohidrosis 79
Osmidrosis 79
Osteoporose 65, 225

P

Palpationen 48, 52, 58
Parakeratose 94, 107, 226
Pathogenese 16, 64, 69, 226
Pathologie 16, 226
Pathophysiologie 16
pAVK 45, 123f, 127, 136, 143, 151, 155, 206
Pilzinfektion 73, 101
Polyneuropathie, diabetische 126, 148
Prädisposition 87, 227
Pseudokontingenz-Gespräche 27
Psoriasis 45, 63ff 81, 103, 107, 109f, 112, 160, 199
  arthropathica 65f
  palmarum et plantarum 65
  pustulosa palmoplantaris 66
  vulgaris 64, 66f, 104

R

Reflexionen 20, 22, 228
Reflexionsfragen 28
Rezidiv 20, 228

Rhagaden 42, 49, 60, 65, 200, 228
Rheuma 158, 161, 175
Routine 24, 228

S
Salben, wirkstofffreie 170
Schuhgebrauchsspuren 185, 189
Schuhzurichtungen 180, 185
Schuppenflechte 63, 199
Schweißdrüsen 78f, 81
Schwiele 53, 94, 200
Sichtbefund 29, 31, 47, 52, 55, 60, 102, 113
Sortierungsfragen 28
Subcutis 60, 87, 199
subjektiv 52, 55f, 77, 206, 228
Suggestivfragen 28
Symptome 14f, 18, 36f, 60, 64, 70, 77, 120, 122ff, 126ff, 140ff, 145, 160f, 164, 166ff, 171, 175, 177, 189, 228
Symptomkonstellation 15, 228
Synovia 65, 229

T
Therapie, lipidsenkende 169
Thrombophlebitis 59, 187, 199, 229
Thrombozytenaggregation 169
Tip Therm 52, 150

U
Urikopathie 159

V
Venen 141f, 158, 199
Verrucae 42, 49, 59, 95, 200
Verschlusskrankheit, periphere arterielle 123, 136
Vibrationsschwelle 148

W
Warzenformen 96

Z
Zyanose 59f, 230